世界第一的
R90
高效睡眠法

C羅、貝克漢的睡眠教練
教你如何睡得少，也能表現得好

SLEEP

The Myth of 8 Hours,
the Power of Naps... and the New Plan
to Recharge Your Body and Mind

NICK LITTLEHALES

尼克・力特赫斯———著
周倩如———譯

目次

前言

別浪費寶貴的時間睡覺

我在家裡附近的書店詢問櫃檯店員睡眠專區在哪裡的時候，她困惑地看了我一眼，轉向電腦，經過一番搜尋後，為我指向她認為正確的方向。我走上一個四階工作梯，在一個陰暗生灰的角落，總算找到了：一些睡眠科學的學術巨著，幾本夢境和夢境解析的相關著作，和關於新時代運動（New Age）的靈性書籍。

但願你不是在那裡找到了這本書。

人類的睡眠正在經歷一番變革。長久以來，我們一直視睡眠為生活中理所當然的事，檢視歷史也可以看到，我們對睡眠本身的重視程度越來越低（從越來越少的睡眠時間可見一斑）。然而，如雨後春筍般大量湧現的科學研究發現，我們糟糕的睡眠習慣和一連串健康和心理疾病之間互有關聯，從第二型糖尿病、心臟病和肥胖症，到焦慮和疲倦等等。該是讓睡眠重回公眾的關注了。該是時候檢視這趟身心修復的重要過程，並思考該怎麼樣才能睡得更好，如此一來，我們便能將醒著的時間發揮到極致，工作更有效率，給家人和朋友最好的互動，並對自己感覺良好。

在一九九〇年代中期之前，我們尚未有此困擾。多數的人把週末那連續兩天的休假視作理所當然。一旦離開辦公室——或是其他的上班地點——工作就結束了。商店在週日通常不營業。後來，生活發生劇變。網路和電子郵件永遠改變了我們溝通、消費和工作的方式。還有手機，起初只是打電話和傳簡訊，不久就變成我們如今花上大把時間注視的那一小片藍光。時刻保持聯繫的想法變成現實，二十四小時都得工作的心態應運而生，而我們為了跟上潮流，不得不做出調整。靠過量咖啡因來刺激自己，再吞下安眠藥讓自己冷靜關機，操勞過度，蠟燭兩頭燒，夜裡好好睡上八小時的傳統想法已成為神話。

於此引發的後果就是，感情生活和家庭生活變得格外緊張，充滿壓力。不僅這樣，有些科學家和研究人員將明顯攀升的疾病及身心失調問題歸咎於我們缺乏身心修復的時間。事情總得付出代價。

＊　＊　＊

我是一名運動睡眠教練。這不是在你當地的就業服務處會隨便出現的工作職缺，最主要是因為這是一個我為自己量身打造的職位。

這趟職涯始於九〇年代晚期，當時我在歐洲最大的寢具集團斯林百蘭（Slumberland）擔任全球業務及行銷總監。我很好奇，英國國內頂尖足球隊在睡眠和身體修復方面做了些什麼事，他們想必有一套很先進的方法吧。於是我寫信給曼徹斯特聯足球隊（Manchester United，簡稱曼聯）一探究竟。結果出人意表，他們什麼也沒做。回信的是亞歷克斯．佛格森爵士（Sir Alex Ferguson）——他不久將帶領他那支三度奪冠的隊伍締造歷史紀錄——問我有沒有興趣過去看看。

在當時，沒人認為睡眠是影響表現的因素，但幸運的是，運動科學在體壇的地位變得越來越重要，而且名列史上最傑出教練的他對此很好奇。同樣幸運的是，我有機會跟一名背部負傷的球員合作，協助調整他的日常訓練和使用的產品。當然，無論製造商再如何宣稱療效，你都無法靠床墊治療背傷，但我有幸在球員的健康狀況上發揮了正面的影響。

球隊事務我開始涉入得越來越深，甚至提供佛格森爵士本人一些產品和建議，還有著名的曼聯九二班（Class of 92）的成員也是——吉格斯（Ryan Giggs）、貝克漢（David Beckham）、斯科爾斯（Paul Scholes）、巴特（Nicky Butt）和內維爾兄弟（the Neville brothers）。上至教練下至球員，每個人都採用我所推薦的方法及產品，這種管理方式我一直執行至今。

到了這個時候，我也準備要離開斯林百蘭的職位了，因為對我而言，睡眠這個領域已經不僅僅是販賣產品那麼單純。我曾任英國睡眠協會（UK Sleep Council）會長，該協會是一個教育消費者的組織，其成立宗旨是為民眾提供建議，以打造更好的睡眠品質。我在那裡獲益良多，同時也結識了該領域的頂尖專家克里斯・伊茲科夫斯基（Chris Idzikowski）教授，後來我們成為了珍貴的朋友和同事。於此同時，新聞媒體替我的工作冠上了名字，指稱我是曼聯的「睡眠教練」。「他都做些什麼？」他們問道：「晚上替球員蓋被子嗎？」

事實上，我做的事情是，在曼聯的卡靈頓訓練場引進了睡眠修復室（這可能是世界上第一個）。沒錯，現在很多頂尖球隊都有睡眠修復室，但這在當時可謂首創先例。

風聲很快傳開了。所向無敵的英格蘭曼聯球員很快吸引了足球協會經理安迪·歐德農（Andy Oldknow），以及英格蘭物理治療師蓋瑞·李文（Gary Lewin，他同時也是兵工廠足球隊的物理治療師）跑來與我接洽。我與國家隊合作，進口最新的睡眠產品，並建議球員改善他們的習慣。蓋瑞看出我做這些事的好處，於是邀請我去兵工廠隊，球隊裡名叫阿爾塞納·溫格（Arsène Wenger）的新任總教練正忙著改變許多足球界的既定做法。博爾頓足球隊總教練山姆·阿勒代斯（Sam Allardyce）是另一位早早採納運動科學的人，他也把我納入了團隊之中。

後來，我與英國自行車協會合作，為像是霍伊（Sir Chris Hoy）、彭德爾頓（Victoria Pendleton）、肯尼（Jason Kenny）和特洛特（Laura Trott）等明星車手提供建議。我也與英力士自行車隊（Team Sky）合作，成為車隊經理戴夫·貝爾斯福德爵士（Sir Dave Brailsford）邊際收益訓練法（marginal-gains approach）的一環，替車手設計了可攜式睡眠用品來取代旅館的床鋪，陪著他們成功在環法自行車賽奪冠。英國奧運選手和殘奧運動選手紛紛邀請我加入團隊，運動項目包含賽艇、帆船、雪車、極限單車和越野單車賽等。與此同時，英式橄欖球隊、板球隊，以及更多的足球隊（包括曼徹斯特城隊、南安普敦隊、利物浦隊和切爾西隊）也都找上門來。

體育界的這股改革風並不僅限於英國，畢竟，全世界的人都需要睡眠。我應邀加入許多歐洲的頂尖足球隊，像是皇家馬德里隊（Real Madrid，簡稱皇馬隊）。我建議球隊替幾位世界級的頂尖球員，把訓練場的豪華公寓改建成理想的睡眠修復室。在二〇一四年的冬季奧運前，我與荷蘭的女子雪車隊合作，指導遠至馬來西亞等世界各地的自行車手，並且與美國國家籃球協會（NBA）和國家美式足球聯盟（NFL）的球隊進行交談。

這一切之所以發生，是因為我是第一個在職業體壇提出這個疑問的人，而佛格森爵士即使處於巔峰數十載，卻從來不減擁抱新想法的意願，並且以開闊的心胸幫助我探索這個主題。正如他當時所說：「這對世界各地的體壇都是非常令人興奮的發展，我打從心底全力支持。」

很多人得知我的職業時，腦海就開始浮現各種畫面：時髦的睡眠艙和科幻造型的高科技白色實驗室，加上與超級電腦相連的沉睡受試者，但這些都與事實大相逕庭。沒錯，我在必要時會使用各式各樣的科技。沒錯，我跟睡眠領域的重要學者，像是伊茲科夫斯基教授密切合作過，但我的日常工作並不在實驗室或診所裡。我既不是醫生，也不是科學家。

近年來，睡眠對健康的重要性已經獲得許多臨床證實。眾多世界聞名的機構，諸如哈佛大學、史丹佛大學、牛津大學、慕尼黑大學等等，都對此領域進行了創新研究。睡眠研究證實，睡眠與肥胖症和糖尿病之間的關聯[1]，也證明了大腦在睡眠期間會有效清除廢物毒素，這可能是人類為什麼要睡覺的關鍵原因之一[2]。無法獲得充足睡眠並清除這些毒素，與許多神經系統疾病有關，包括阿茲海默症。

健康因素是政府和企業遇到睡眠問題時，開始願意張大耳朵聆聽的一大理由，也是他們投入越來越多研究和資金的原因，就像傑米・奧利佛（Jamie Oliver）和他的減糖計畫一樣。壓力和倦怠對企業不利。

然而，研究睡眠的學者儘管個個聰明絕頂，但仍有其侷限。我們對睡眠仍有許多不了解的地方。正如史丹福大學睡眠醫療中心（Stanford Center for Sleep Sciences and Medicine Stanford University）的副教授菲力浦・穆罕（Philippe Mourrain）所說：「外行人聽了可能會很震驚，但我們其實並不清楚睡眠的本質是什麼。」

我們**確實知道**，而且所有科學家一致同意的是，睡眠對健康至關重要。簡單來說，我們睡得不夠，據估計，我們的平均睡眠時間比起一九五〇年代**少了**一至兩個小時[3]。所以，答案就是「增加睡眠時間」，這麼簡單嗎？

試想一位單親媽媽，天剛破曉就起床張羅孩子去上學，工作忙了一整天後，回家煮晚餐，等孩子睡著，整理完家務，才總算可以倒頭睡覺。她該怎麼抽出更多時間睡覺？又或者，一位整天忙得不可開交的實習醫生，同時企圖保留一些所剩無幾的私人生活——他們該如何獲得更多睡眠？一天就只有二十四小時。

睡眠研究能對他們的生活有什麼直接幫助？一般人除了把睡眠研究當成通勤看新聞時讀的有趣資訊、坐到辦公桌前就忘光光之外，還能從中獲得什麼？

運動員不太喜歡臨床的作法，因為睡眠是我們僅存的隱私之一，是我們躲避老闆利用手機入侵我們個人生活的方法，一般運動員不會希望睡覺時被接上電線監控，再把他們夜晚的睡眠狀況分享給總教練，這太過侵擾了。

我的方法不大一樣。當然，我依據科學和研究成果行事，但我也親身實踐，直接與人合作，協助他們獲得最大程度的修復，讓他們在重要時刻表現出最佳狀態。與我合作過的人和我眼中看到的是，把我的方法應用在生活中的那些人獲得了巨大進展：精神狀況、修復成效，以及最重要的，他們在運動場上的表現。對任何職業運動員來說，這就是具指標性的臨床測試，競技運動提供的實證結果是無可爭議的。

我跟這些運動員討論他們的習慣，提供實用的意見，利用臨床接受的睡眠周期概念，來傳授他們規畫睡眠的技巧。我設計睡眠產品給他們使用，並且給他們全面的協助（從應付家中的新生兒到協助他們戒除安眠藥等等）。我確保飯店房間為環法自行車手和參加國際賽事的足球員提供了適合的睡眠環境。必要時，我會前往他們的家中處理那裡的睡眠環境。

然而，期望知道C羅床頭櫃放了哪些東西的八卦讀者可能要失望了。這些運動員和體育組織百分之百信任我，他們讓我進入非常隱密的私人聖殿，我必須回報他們的信任。畢竟，你會讓你不信任的人進入自己的臥室嗎？但我能告訴你的是，我帶了哪些方法和技巧進入這些聖殿，以及你能如何像頂尖運動員一樣打造自己的聖殿。

「好吧。」你可能在想：「可是頂尖運動員的睡眠習慣跟我有什麼關係？」簡單的回答是，絕對與你的一切息息相關。本書所有的建議和技巧對你或是我，就跟對C羅、職業自行車選手彭德爾頓或威金斯（Bradley Wiggins）一樣重要。事實上，我也跟很多非運動界的人士合作，包含公司行號以及想改善住家睡眠品質的任何人。頂尖運動員和其他人在這方面的不同之處只有一個——**決心**。如果我告訴一名奧運選手該怎麼做可以增進修復能力，他們二話不說就去做。運動員就是這樣。他們只要看到有進步的可能，無論再微小都會努力爭取，因為把所有微小進步加總起來，他們在體育界的表現就會強過競爭對手。至於我們其他人實在太容易在遵循一個方法幾天後，就遭到現實生活的攪局，接著一個不注意，我們又開始工作到深夜，或幾杯黃湯下肚後，在沙發上昏睡過去。

但這不是那種類型的書。這不是流行一時的睡眠法。我不會教你一套必須嚴格遵守的方法，好讓你在一個禮拜後放棄。我不想讓你的生活變得更辛苦。

我會向你說明我的R90睡眠修復法，與頂尖運動員合作時我用的就是這一套方法。身為一名專業的睡眠教練，我已經研究這套方法將近二十年，自醫生、學者、運動科學家、物理治療師、床墊和寢具的製造商，甚至透過養兒育女，在我自己的孩子身上學習知識，並且在職業運動的最前線進行實戰測試。在運動賽事的最前線，睡眠非得有效不可。這些運動員一再挑戰人類的極限，我同樣可以讓你知道你能如何發揮自己的極限。

將這套方法融入生活，你將感覺到體力提升和精神變好所帶來的益處。你將學會多段式睡眠的概念。我會幫助你選擇最好的睡姿（我推薦的只有一種）。你不再煩惱每晚睡了幾個鐘頭，而是改成重視**一週睡了多少周期**，進而學會坦然接受偶爾睡不好的夜晚——我們都有過這種經驗，但我們都能在早晨起床繼續生活。

Ｒ９０睡眠法將會影響你在過去的日常生活中可能從未思考過的一些決定：應該坐在辦公室的哪張桌子前辦公、與另一半住飯店時應該選擇床的哪一邊、或是你考慮買下的那間房子，臥室是否符合需求（這應該是買或不買的關鍵因素）。我會詳細說明睡眠修復的七項關鍵指標，這些指標就是Ｒ９０睡眠法的基本要素。每項指標我都會提供七個步驟來改善你的睡眠，就算你只做了其中一項，生活也會有大幅的改善。一天實踐一項，七週之後你將徹底煥然一新。

你不必犧牲原有的生活方式。你仍能享用那杯香醇誘人的咖啡。當你和朋友們度過美好的夏日夜晚、想再斟一杯紅酒時，也無須說不。萬一你超過九點在一間餐廳坐下準備吃晚餐，思索現在進食是不是太晚了的時候，請再仔細想想，怎麼會太晚呢？

人生苦短，錯失美好時光和人生經驗太可惜了，所以我希望給你信心，讓你勇敢做下這些決定，放輕鬆點，不再煩惱要「準時」上床睡覺，或擔心「睡得不好」。透過採用本書精心規劃的方法，你能學會如何改善休息和修復時的**品質**，而不是花時間計較時數。

這本書將告訴你，可以如何向舊石器時代祖先學習，把我們的睡眠管理得更好——把這套想成一種「原始人睡眠法」——同時又能面對現代生活的種種挑戰，例如手機、筆電、時差和熬夜工作。科技是美好的，我絕對不會為了一夜好眠而鼓吹大家揚棄科技（畢竟所有電子產品都不會消失，只會愈來愈多），只要我們有所警覺，電子產品不見得會對健康造成危害。

我們將會看見，只要利用一些臥房的小訣竅，你的感情生活就能戲劇性地大幅改善，也會知道為什麼我們都應該頌揚午睡的力量，以及如何在人滿為患的房間裡睜大眼睛打盹。我將告訴你，你睡的床墊十之八九都是不好的，就算是——應該說尤其是——你剛剛抵押房子買下的那張價值兩千英鎊的「人體工學」床墊。好消息是，我能讓你知道不必花大錢就能補救。我會教你挑選正確床墊的簡易辨法，這表示你不必再忍受又一個企圖賣你「高彈簧數」床墊、搭配精美壓紋和標價的銷售人員。

R90睡眠修復法和戴夫．貝爾斯福德爵士的邊際收益總和訓練法擁有許多共同精神。自行車隊聘請我與他們合作時，提供睡眠方面的專業意見不過是其中一環，該訓練法還包括教導車手如何正確洗手，避免感染病毒。貝爾斯福德尋求進步，哪怕只是一%也不放過，當所有小進步加總在一起，車手的表現就能產生可觀的成長。

R90睡眠法讓我們知道，一個人從醒來到夜晚闔眼時所做的一切，都對睡眠有一定的影響。注意力集中在睡眠問題上後，我們可以透過實踐睡眠修復關鍵指標中所列出的建議，匯集屬於自己的邊際收益。

你不會在一夜之間看見成果，就算那晚睡得特別香甜。但給點時間。英力士車隊的車手花了幾年的時間才在環法賽中奪冠。利用R90睡眠法，你會更快看到成果。我經常在與某人合作的幾個月後接到電話，聽見他們說：「你改變了我的人生。」

你也可以改變自己的人生，就從善用睡眠時間開始。如同許多我合作的運動員一樣，你也應該透過睡眠獲得最大的身心修復。你說不定會發現其實自己**應該少睡一點**。你一定能感覺到自己的情緒以及在職場和家中的表現有所改善，你也會逐漸意識到何時應該放慢步調，休息一下，讓大腦關機幾分鐘。「喔，我可沒有這種時間。」你這麼說。別急著這麼說，其實有很多訣竅和方法可以幫助你找到休息時間，讓你在更少的時間內完成更多事情。

如果你以為這本書談的是穿上睡衣，拿著心心念念的熱巧克力在床上享受一段舒適時光，那你就來錯地方了，你該去書店裡那積滿灰塵的角落。我要讓你知道的是聰明睡覺的方法，利用睡眠做為心智表現和體能表現的天然增強劑。是時候別再浪費無益的睡眠時間了。

第一部

睡眠修復的關鍵指標

01 時間不等人——晝夜節律

聽見手機的鬧鐘聲，你醒過來，伸手關掉鬧鐘。既然手機都拿了，你查看起閃爍整晚的通知，有新聞、體育和娛樂資訊、社群媒體、電子郵件以及工作上或朋友傳來的簡訊。光是今早的待辦事項就已經讓你口乾舌燥、頭昏腦脹。透光的窗簾與床尾凝視著你的電視待機指示燈，提醒你前一晚是如何結束的。

歡迎來到新的一天。你睡得好嗎？你知道該**怎麼**睡得好嗎？

在英國，每個人平均一晚的睡眠時間大約是六個半鐘頭。此外，超過三分之一的人口一晚只睡了五至六個鐘頭，比起三年前多了七％的人口[1]。這個現象在全世界可謂大同小異，據報導，美國超過二十%的人口在週間睡不到六個鐘頭，日本也不遑多讓。統計顯示，在這些國家，連同加拿大和德國[2]，多數人會趁週末「補眠」。工作限制了他們的睡眠。差不多有半數的英國人宣稱自己因為壓力或焦慮而失眠，要是你能看一眼這些人的行事曆，不難看出為什麼。

頂尖的板球選手可能前一天才剛在印度打完國際總決賽，隔天就回到國內，聽我跟球隊講睡眠的事，懷疑著自己何時能好好睡上一覺，畢竟接下來幾個月他準備巡迴世界各地，參加對抗賽、單日賽、二十回合賽等各種形式的板球比賽。當然，只要方法正確，你可以暫時撐上一陣子。周遊世界的水手在海上的時候，只要每十二小時睡上三十分鐘就能過活，時間可以長達三個月；人類有驚人的儲備體力，是適應力非常強的生物。但這種生活過太久，遲早得付出代價。運動界的球員工會，像板球或英式橄欖球聯盟，紛紛開始聘請我培訓球員，幫助他們管理作息，因為工會發現，球員因憂鬱、感情問題或過度疲勞而向他們求助的趨勢日益增加。

當然，這種情況不僅限於運動界，在整個社會都隨處可見。我們所有人都面臨著兼顧工作和私人生活需求的困境。如今得知睡眠的真相後，我可以說，我之前在一份工作待了過長的五年。當時我的工時很長，日復一日背負極大的壓力，出差頻繁，很多時間不在家。但出差坐的是商務艙，還有許多美酒佳餚和咖啡激勵我繼續前進，所以在當時我認為還有餘力應付，並且能透過各種方法彌補。然而事實是，這對我的家庭生活造成重創。

當時我一天睡多久？英國板球隊又有多少時間可睡？半夜爬起來玩電腦的青少年呢？你一天睡幾個小時？這真的重要嗎？

其實，睡多少並不是現在的重點。真正的重點是，那個打從人類出現後就一直如影隨形的自然生活節奏，被現代生活的各個層面從我們身邊奪走了。人造光、科技、輪班制、安眠藥、旅行、醒時查看手機、加班，甚至是為了準時上班，不吃早餐就奔出家門。這一切都讓我們離這種自然的生活節奏越來越遠，而這也成了睡眠和修復問題的開始。

●遠離塵囂

我們從暫時遠離塵囂開始吧，認真回到大自然一次。我們將把所有東西（手錶、電腦、手機）拋諸腦後，前往一座無人島，正如我們的祖先那樣，以耕田為生，打獵、釣魚，睡在繁星底下，有什麼吃什麼。

於是，我們在這座島上廣闊的崎嶇地面紮營。等太陽西下，氣溫也隨之降低時，我們生起營火。接下來，我們會有好一段時間沒有日光，所以會想吃點東西。我們烹煮這天的戰利品，狼吞虎嚥吃個精光，然後飽足地坐下，輕聲閒聊，邊挨著營火取暖，邊凝視那琥珀色的火光。最後，談話聲逐漸平靜，我們抬頭望了一陣子的繁星，然後一個接一個轉身，鑽進毯子裡，沉沉睡去。

次日早晨的某一時刻，太陽開始從地平線上露臉，鳥兒甚至在那之前就已經開始歌唱，等太陽升起後，氣溫也逐漸升高。即使天氣真的很冷，氣溫仍會升高一、兩度，萬物也會越來越明亮。不管我們的頭有沒有躲在毯子底下，光線會透進來，把我們喚醒。我們想做的第一件事可能是淨空膀胱，然後開始想喝點水，吃早餐。接下來就是在今天的釣魚和打獵工作開始前先大個便。所有工作都在白天進行。無須著急，一切照大自然的時間來。

稍晚，待太陽再次落下，我們會在地面舒服地坐下。氣溫降低，天色再次變暗，所以我們得生火——把所有事情統統再做一遍。這才是真正回到我們與生俱來的生活方式，根據生理時鐘晝行夜寢。

●你符合這種規律嗎？

每位與我合作過的人，無論是頂尖足球員或難以成眠的保險經紀人，我都會問的第一個問題是：「你知道自己的晝夜節律（circadian rhythms）嗎？」

所謂的晝夜節律是，由我們的生理時鐘所管理的二十四小時體內循環周期。這個時鐘深埋大腦，配合地球的自轉，以二十四小時為周期管理諸如睡眠習慣、飲食習慣、荷爾蒙生成、體溫、警戒心、情緒和消化等人體系統。這個生理時鐘由外在的各種信號啟動，當中最主要的是陽光，以及氣溫和進食時間等等。

你一定要知道，這些節律是根深蒂固存在我們體內的；這些節律是每一個人身體構造的一部分，是幾百萬年演化而來的產物。我們無法忘卻這些節律，正如我們無法教狗停止吠叫，或問獅子願不願意嘗試吃素。當然，這些動物也有屬於自己的生理時鐘和晝夜節律，其餘的動植物也不例外。這些節律甚至無須外在刺激就能發揮作用。即使當世界大亂、核災末日到來，所有人都必須搬到地底下，住在不見天日的洞穴中，這些節律仍會存在我們體內。

晝夜節律說明了我們的身體在一天當中的各個時間點**想**做什麼。典型的晝夜節律像這個樣子（見31頁）。

所以，我們可以看見，一旦無人島上的太陽下山、大家圍繞在營火邊坐下時，褪黑激素便開始分泌。褪黑激素對光線有反應，由腦內的松果體分泌，是一種調節睡眠的荷爾蒙。一旦天黑的時間夠長，體內便會分泌褪黑激素，讓我們做好睡覺的準備。

生理時鐘並非唯一的睡眠調節器。如果說晝夜節律是我們的睡眠**驅力**，那麼我們為了維持體內平衡而產生的睡眠壓力就是我們的睡眠**需求**。這種本能需求從我們睡醒那一刻就開始累積，醒得越久，需求就越大。然而，晝夜節律有時候可以凌駕於需求之上，這就是為什麼我們在

晝夜節律

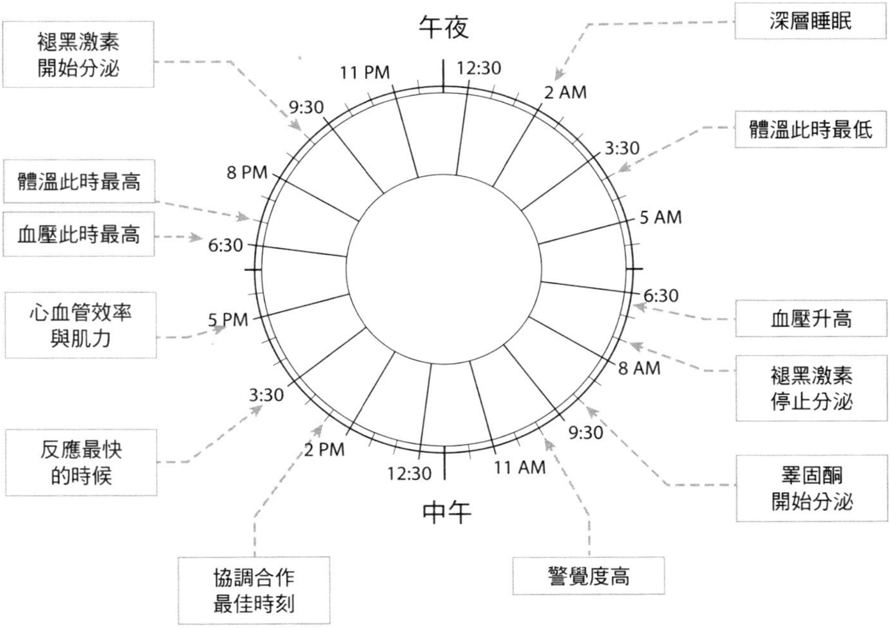
午夜
中午
11 PM
12:30
2 AM
3:30
5 AM
6:30
8 AM
9:30
11 AM
12:30
2 PM
3:30
5 PM
6:30
8 PM
9:30
褪黑激素
開始分泌
深層睡眠
體溫此時最低
體溫此時最高
血壓此時最高
心血管效率
與肌力
血壓升高
褪黑激素
停止分泌
反應最快
的時候
睪固酮
開始分泌
協調合作
最佳時刻
警覺度高

疲軟之際會突然感覺精神為之一振，或是即使整夜沒睡，在白天的某些時段仍難以入睡——我相信夜班工作者和徹夜狂歡的情侶可以作證，我們對抗的是生理時鐘渴望與太陽一同升起的力量。

假設我們作息「正常」，早睡早起，睡眠需求就會在晚上達到高峰，這與生理時鐘的渴望一致，產生理想的睡眠時機。夜裡我們最有效率的睡眠時間大約是凌晨兩、三點（十二小時後，相對應的下午兩三點，會有另一次昏昏欲睡的「午後犯睏」時期），體溫很快降到最低點，接著太陽升起，一切又重新開始。褪黑激素停止分泌，就像突然被關掉開關，因為我們正準備從黑夜來到白天，陽光會促使身體分泌血清素，血清素是退黑激素的前驅物，這種神經傳導物質會提振人的情緒。

● 光明之道

光線是啟動生理時鐘最重要的因素，而沒有什麼光線比清晨的陽光更優質了。在無人島上，由於睡在露天的環境，我們一起床就能照到陽光。但真實世界裡，我們有太多人待在室內——家裡、火車上、工作場所——就亮度而言，即使是陰天也比人造光來得強。所以，起床後，請打開窗簾，在陽光下吃早餐、準備就緒，然後，出門。

我們對一種波長異常敏感，那就是眾所皆知的藍光。由於電腦和智慧型手機等電子裝置普遍發出藍光，導致藍光聲名狼藉。但藍光算不上什麼不好的光，頂多只是時機不對。陽光充滿了藍光，而在白天，藍光對我們是**好的**。藍光能啟動生理時鐘，抑制褪黑激素分泌，有助提神和表現[3]。

然而，等天一黑，這些全部變成缺點。倘若你繼續使用電子裝置，或整夜燈火通明，那麼問題就來了。這將導致克里斯．伊茲科夫斯基教授所謂的「垃圾睡眠」（junk sleep）——由於我們的生活方式和科技產品抑制褪黑激素分泌，生理時鐘因而往後延，造成睡眠中斷和睡眠量減少。

但在無人島上就只有白天和黑夜。營火發出的火光是那裡唯一的人為照明，且營火發出的黃光和紅光不會影響褪黑激素的分泌。

● 圍坐營火邊

無論我們怎麼過生活，太陽照樣會升起落下。如果我們順著這個自然的生活節奏走，大腦會啟動身體的各項功能，一一完成晝夜節律表格裡所描述的活動。雖然不會百分之百按照表格上寫的時間點發生，但大腦和身體會希望在差不多的時間內做那些事。

許多人只有在經歷長途飛行的時差後，才真正意識到晝夜節律的存在。之所以會產生時差，是因為我們快速飛過多個時區，導致生理時鐘與當地的日夜交替不同步的關係。值夜班時也是類似的情況，我們活動的時間與晝夜節律的時間相衝突。但認識日常生活的生理時鐘會讓你開始明白，為什麼你在一天裡的某些時刻可能覺得無精打采、為什麼你會難以入睡。理解晝夜節律不僅對睡眠有好處，你醒著的時間也會從中受益。

如果你早上一起床就立刻出門，抓了早餐和咖啡就跳上電車去上班，等於與節律脫了鉤。在無人島上，我們不會這樣急急忙忙的。我們會享用早餐，然後上廁所，解放忍了一整夜的腸子——我們可不想白天打獵打到一半的時候才去。

在電車上也是一樣的情況。你會選擇在一輛人滿為患的通勤電車上如廁，還是刻意壓抑生理需求？你會在車站月台上看見優酪乳和止瀉錠等等各種消化道產品，絕非巧合，其中一個領導品牌的廣告標語寫的正是「修復你體內的自然節律」，只不過訊息對了，解方卻錯了。

如果你的運動計畫包含在傍晚時衝進健身房，可得小心。因為，這是你一天中血壓最高的時候，你必須了解激烈運動會導致血壓急遽升高，中老年者尤其需要留意。問問ＢＢＣ的節目主持人安德魯・馬爾（Andrew Marr）就知道了（他把中風怪罪於高強度的划船機訓練）。找一款可配戴的健身追蹤器監看自己，或許想想是否有更好的健身時機。

使用電子產品時，想想你的節律。我並不排斥電子產品（畢竟，我並沒有真的住在無人島上）。社群媒體在我的工作中也扮演重要角色，我有智慧型手機，而且我也跟其他人一樣，不管身處何地，透過手機或電子郵件都能聯絡得上我。但我知道，如果我用筆電工作到深夜，或是和一位在不同時區的客戶（配合他們方便的時間）進行視訊通話，筆電發出的人造光就會影響到自然的睡眠進程。因此在工作結束後，我不會立刻上床睡覺；我會把筆電放到一邊，熬夜一下，讓腦中的松果體有效率地發揮功能，繼續分泌褪黑激素，畢竟現在夜深人靜，正合其意。

現今生活中做的許多事情都會干擾我們的晝夜節律，而絕大多數事情是我們無力改變的。如果我們的工作必須輪班或持續到深夜，往往是逼不得已，只能硬著頭皮幹下去。但如果了解自己的節律，就能夠確保我們沒有做出太多火上加油的行為。我們可不想和自己的身體作對。

根據牛津大學睡眠與晝夜節律神經科學研究所（Sleep and Circadian Neuroscience Institute）所長羅素．福斯特（Russell Foster）教授在ＢＢＣ的節目《生理時鐘的一天》（*Day of the Body Clock*）裡說過的：

> 我們是極度自大的物種；自以為可以拋棄四十億年來的演化進程，無視我們都是在日夜交替下逐步進化的事實。我們人類達到的成就或許獨特，卻違背了生理時鐘。長期違背生理時鐘過日子，會導致嚴重的健康問題。

人類一直到十九世界才開始有人造燈。把電腦和電視放在演化進程的洪流下檢視，它們都只是嬰兒般的存在，智慧型手機和安眠藥就更不用說了。人類還沒進化到有能力處理我們使用這些東西的方式。

無論你正在做什麼，我希望你想像一下待在無人島上的我們，與如人類歷史一樣悠久的生理節奏和諧共處的畫面，那正是我們的理想狀態。為了改善睡眠所踏出的每一步，無論步伐有多小，都必須朝著我們能圍坐在營火邊的目標前進。

晝夜節律

聰明睡眠的七個步驟

1. 到戶外走走！用日光而非人造光調整你的生理時鐘。
2. 花時間認識你的生理時鐘，以及你是如何受其影響——順便邀請親朋好友也了解他們的生理時鐘。
3. 認識你一天的高峰期和低谷期：監控一下，自己的行為與哪些應該自然發生的事產生了衝突——使用可攜式健康追蹤器做為依據。
4. 深層睡眠時間約莫落在凌晨兩、三點。如果天亮了才上床睡覺，等於跟自己的生理時鐘作對。
5. 放慢晨間步調，匆忙行事容易擾亂你的身體。睡眠品質從起床那一刻開始就決定了。
6. 藍光在傍晚是不合時宜的光線，可以的話，請盡量把藍光調暗。紅光或黃光，甚至是燭光都是比較好的選擇。
7. 想像自己坐在無人島的營火邊：你現在做的哪些事與之相互衝突？你該怎麼處理？簡單改變一下現階段的作息，讓你和晝夜節律更為同步。

02 疾行或徐行——睡眠時型

時至深夜，燈火通明的足球場草皮上蒸氣騰騰。現在是世界盃的準決賽，觀眾個個激情狂熱。取得領先的球隊發動了最後一次進攻，球卻被守門員用力踢回場中央，延長賽結束的哨音響起，進入可怕的十二碼PK戰。你是總教練——你必須選出踢十二碼球的球員。

前面四名不難選，但第五名球員有點難抉擇，有兩名球員的能力旗鼓相當：A球員今晚沒有發揮他的最佳表現，隨著比賽慢慢過去更是每下愈況，但他訓練有素，努力不容質疑。他看起來筋疲力竭，但話說回來，這晚確實很漫長。B球員表現得很好，儘管踢了兩個鐘頭的球，看上去仍精力充沛，思緒敏捷，但這名球員在某方面讓你不安。他缺乏紀律，晨間練習經常遲到，就算到了現場，也是一副有氣無力的樣子。他會不會在全世界的關注下，因為承受不住互射十二碼的高壓而崩潰呢？你的眼睛告訴你，他是正確人選；但你在理智下選擇了A球員。

隨著罰球大戰一觸即發，球員A站出來準備踢球。他必須為球隊踢進一分才能繼續晉級。他小心翼翼把球擺好，退後幾步，停下來深吸一口氣，然後朝球奔去，用力一踢……

位置偏了。比賽結束。

●貓頭鷹和雲雀

很久很久以前，早在大家開始重新看待睡眠之前，會說這世上有兩種類型的人：貓頭鷹（夜貓子）和雲雀（早鳥）。而如今，我們則這樣問：「你知道自己的睡眠時型（chronotype）嗎？」

睡眠時型定義了一個人的睡眠特性——意思是你是晨型人或夜型人。但這不僅決定了你起床和就寢的時間，也代表你的身體希望在哪些時間實行晝夜節律圖（見第一章）中列出的機能。說不定你查看那張圖表後，發現這些時間點不太會影響到你的生活，覺得鬆了一口氣。如果你習慣早起（晨型人），生理時鐘會早一點；如果是晝伏夜出的那類人（夜型人），生理時鐘則會晚一點。

睡眠時型是一種基因特徵，我經常可以從大老遠就在我遇見的人們身上發現那些特徵。你喜歡熬夜晚睡嗎？早上你需要鬧鐘才有辦法起床上班嗎？你白天喜歡睡個午覺嗎？你經常不吃早餐嗎？你放假時喜歡賴床嗎？那麼你很有可能就是夜型人。

而晨型人則是熱愛早晨，他們會自然地醒過來，然後享用早餐。他們往往不需要鬧鐘叫醒自己，在白天也比較不容易感到疲倦，而且很早便上床睡覺。

兩種時型之間，差別頂多只有一、兩個小時，不至於相差到五、六個鐘頭，很少有人天生想要睡到中午才醒來。即使窗簾緊閉，躲在被窩裡，你的大腦還是知道太陽已經升起，並且想跟著起來。多數人大致知道自己的時型，但要是你仍不太確定，慕尼黑大學的時型調查表（Chronotype Questionnaire）可以讓你找出答案[1]。

當我們還是孩子的時候，傾向以晨型人的方式生活，一大早起床，也通常比大人早得多就上床睡覺。然而，等我們進入青春期，體內的生理時鐘便開始往後調，渴望晚點就寢，睡得更久。青少年因此惡名昭彰，但他們往往只是做了身體希望他們去做的事情。等到二十歲左右，當我們跨越了延遲生理時鐘的最高峰以後，節律就會恢復遺傳體質，並隨著年齡增長逐漸提早[2]。

中間型人

時型還有第三種類型——中間型人。許多人確實處於晨型與夜型兩者之間，但事實上，幾乎所有人都以中間型人的樣子過日子，不管他們真正的時型為何。因為如今，各種娛樂應有盡有：晚宴、酒會、晚上九點的電影場次、在家追劇（「再看一集就睡……」）——誰說只有夜型人能享受熬夜的樂趣？夜型人喜歡賴床沒錯，我們也知道這其實是基因上的傾向，但他們隔天還是得在早上九點上班。於是，我們透過鬧鐘和外在的過度刺激（身心都過度活躍，並攝取糖和咖啡因），去掩飾真正的時型。

為什麼了解你的時型那麼重要呢？如果我們能自由行事，想醒就醒、想睡就睡，以我們選擇的時間自然而然起床上班的話，這件事就沒那麼重要。但說也奇怪，工作文化尚未發展到這一步。無論你是晨型人或夜型人，你都得在九點上班；如果你是足球員，就仍得在早上受訓。

這種情況下，受苦的就是夜型人了。因為他們必須在與自己生理時鐘不同的時區下過生活。「社交時差」一詞就是為了描述這種情況所創造出來的。

由於晨型人本來就起得早，因此也容易提早感到疲倦而早早就寢。這意謂著黎明來臨時，他們已經在凌晨兩、三點左右的高峰時段享受大量的深層睡眠，隨著起床時間越來越接近，他們也進入較為淺層的睡眠狀態。他們甚至不需要鬧鐘。而相反地，夜型人在晚上會拖得比較晚才睡，這表示等早晨來臨時，鬧鐘往往得提早把他們從睡夢中叫醒（然後他們會一再用貪睡鍵按掉鬧鐘），且他們將在接下來的早晨不斷追趕他人的步調——而夜型人傾向依賴咖啡因來達成這件事。

●咖啡因的含量多寡

咖啡因是全世界最受歡迎的體能增強藥物（performance-enhancing

drugs），一種能影響精神的中樞神經興奮劑，不僅能消除疲勞，且已證實可以提高人的警覺度、專注力和耐久力，並縮短反應時間[3]。

運動界使用咖啡因做為提升表現的安全合法途徑，尤其是在自行車界，但我們會控制用量。我們會在關鍵時刻為運動員量身打造適合他們的劑量（相較於衝刺賽，我們在耐久賽時，會在更接近比賽開始前才讓他們服用咖啡因）。萬一車手早餐喝了一杯雙倍濃縮咖啡後現身，我們也會把這個狀況納入考量。各層級的自行車手各有一套咖啡學問，但專業車手特別嚴以律己，連自己所喝品牌的咖啡因含量多少都知道得清清楚楚。

職業鐵人三項運動員莎拉．皮皮亞諾（Sarah Piampiano）在日常生活中完全不碰咖啡因，只在參加比賽時使用某種內含特定劑量咖啡因的運動凝膠。她會在比賽前和比賽過程的各個階段裡服用這種藥。

不過，我見過其他領域的運動員在家喝咖啡、服用咖啡因補充錠，訓練時嚼著特殊進口的咖啡因口香糖——這樣不加節制地使用咖啡因將導致不良的影響。

大量使用咖啡因可能讓你焦躁不安，血液含有咖啡因會使人更難入睡，也更難維持熟睡狀態。咖啡因是容易上癮的藥物，每天大量使用將逐漸產生抗藥性。為了獲得足夠刺激，你所需要的劑量將越來越多。一旦過度刺激變成常態，你可能會誤以為自己狀態絕佳，實際上卻成為了自己的影子，表現永遠差了點，因為沒有咖啡因你**根本發揮不出來**。

研究顯示，運動員適量攝入每公斤體重三至六毫克的咖啡因最為有益[4]。英國食品標準局（Food Standards Agency）則建議，一般人每天攝取的咖啡因含量為四百毫克。為了讓讀者有個概念，一杯星巴克大杯的每日精選咖啡含有三三〇毫克的咖啡因，濃縮咖啡則有七十五毫克，而一杯自家沖煮的咖啡足足含有兩百毫克的咖啡因。

而且，咖啡因的**半衰期**可長達六個小時，意思是它存在你體內的時間可能比你想像得更久。為了夜裡好睡一點，時間比較晚就不攝取咖啡因，這是很好的決定，但萬一你稍早已經喝了一杯大杯星巴克、一杯用公司咖啡機泡的咖啡，好幾杯茶（每一杯的咖啡因含量可能在二十五至一百毫克不等），午餐又喝了一罐可樂（三十五毫克）……此外，我們可能還攝取了一些含有咖啡因的東西，卻渾然不覺，例如巧克力、止痛藥，甚至是低咖啡因的茶和咖啡（低咖啡因絕對不等同於不含咖啡因），這可就不妙了。

如果你日復一日毫不節制地攝取咖啡因，就與我們在運動界使用咖啡因的方式大相逕庭了。問題在於，你已經習慣倚賴它，而非只用於特殊場合。沒人說你不能來一杯美味的咖啡：在全國各地，都有大批穿著彈性纖維服的自行車車手坐在咖啡廳外啜飲濃縮咖啡，這景象足以證明這點。但是，何不計算一下你的攝取量，並且有策略地去利用呢？如果你必須出席一場令人戰戰兢兢的會議，或接到一份需要盡心盡力投入的工作，何不把咖啡因留到這個時候？請把咖啡因當成增進表現的藥物，而不是讓自己淪落到勉強能夠履行工作的窘境。

有效利用你的時型

長遠來看，比起濫用咖啡因，陽光是更有效的工具。夜型人如果希望調整生理時鐘以便趕上晨型人的腳步，早晨的陽光就至關重要。你可以買一台 Lumie 或飛利浦等知名品牌的晨光喚醒燈，在臥室裡模擬日光把你喚醒；起床後，請拉開窗簾，走出戶外。

對夜型人而言，真正的壞消息是：週末時你也應該戒掉賴床的習慣。要是你為了配合工作，整個禮拜都在調整生理時鐘，到了週末又統統拋諸腦後的話，你的生理時鐘將漸漸恢復原本較晚的狀態，於是到了星期一，你又得從頭來過，社交時差的症狀也會惡化。辦公室和工廠應該嚴肅看待這個問題：與其迎合辦公室的階級文化讓資深員工坐在窗邊，倒不如把靠窗的位置讓給早晨辛苦難熬的夜型人，下午再換給晨型人。另外，購買仿日光檯燈也有助於晨型人和夜型人克服各自的困難，提升工作效率，尤其是在光線不足的冬季。我在足球隊訓練場的更衣室裡就放了許多仿日光檯燈，但球員都沒有注意到；對他們而言，那只是普通的檯燈。所以，你也能在會議室裡如法泡製。

對夜型人而言，也不盡然全是壞消息。他們不僅能盡情享受夜生活，輪班工作時也有自己的天然優勢。一名晨型人護理師在醫院值夜班時，同樣需要依靠仿日光檯燈和咖啡因才能趕上夜型人同事的步調。無論你是哪一種時型，最重要的是找到與周遭環境和諧共處的方法。

假設你是夜型人，我是晨型人，我們一起回到無人島圍坐在營火邊。當我們恢復各自生理時鐘的自然節律時，就能開始學習如何和諧共處。我就寢時，你會坐直身子站崗，顧好營火，整理營地以便為早晨做準備。等早晨來臨，我比你早一、兩個鐘頭醒來時，會重新升起營火，替我們倆煮早餐，為接下來的一天做準備。

回到現實世界，我們也能利用這點幫助我們的日常生活。一個晨型人可能與一個夜型人伴侶同住，兩人都得在上午八點半離家上班。他在六點半起床，而她在八點起床。當然，他每早起床都會吵醒他的另一半。她倒頭回去繼續睡，以為這樣對自己有幫助，事實上，她是處於時醒時睡的狀態。倘若他們能找到某種折衷方案呢？如果兩人都在七點起床，這對她而言是一大改變，但晨型人可以做早餐，讓夜型人有時間坐在陽光下，重新調整生理時鐘，自然甦醒。這需要一點時間適應，但他們不再是各行其是而是和諧共處了。等夜晚來臨，晨型人開始疲倦，就輪到夜型人做出貢獻，也許是煮晚餐或餐後洗碗盤。

如果你是晨型人的話，你知道早晨是自己狀態最好的時候，因此你可以善用這點去規劃一天。我們假設，你的工作涉及管理公司的社群媒體帳號、記帳、大量的郵件往來，但是也包括一些辦公室的瑣事，像是去郵局寄信和歸檔。假設你能自由選擇做事順序，那麼你可以調整一下待辦清單，早上撰寫推特貼文和新聞稿，處理所有需要耗費最大心力的工作，然後等下午再去郵局寄信和歸檔。我以晨型人的身分發言，如果你要交付我一些需要正確加總的帳目，我會建議你早上來找我。

然而，我們的工作往往缺乏這種彈性，有時候，像撰寫新聞稿或類似這種需要思考的工作會在下午才指派給你，而且馬上就得完成。我們在能力範圍內能做的，就是冷靜下來，好好想想時型的事，而不是在下午花上彷彿一世紀的時間把事情完成，還搞不懂為什麼弄那麼久。如果你現在正在苦苦掙扎，請等到隔天早上再回來看——趁你精神比較好，思維也比較敏捷的時候。

夜型人也是一樣的邏輯。我會判斷合作球隊的每一位球員是哪種時型，這對球員和教練都有好處。

本章開頭的B球員是夜型人，而A球員是晨型人，只是他們的教練並不知情。然而，若有人引介我與這支球隊合作，我就能看出這一點，同時與B球員聊一聊。他會恍然大悟，明白為什麼自己早上總是起不來、為什麼他需要鬧鐘，以及為什麼他不熱衷晨間訓練的原因。並且，我還可以建議他該如何改善。

從教練的角度來看，現在他就會知道，這可能不是球員個人缺乏紀律的問題，因為球員所屬的時型，所以他天生不喜歡晨間訓練，比較偏好下午訓練。當然，教練不會把訓練時間拆開，吩咐晨型人和夜型人分別參加早晨和下午的訓練；但現在他知道必須善加控制，不能老是讓這名球員在早上做所有事情，因為最終可能會出問題。一直用違背他生理天性的方式鞭策他，他可能會小傷一直好不了，或在比賽的重要關頭做出蠢事來。

教練也會知道，在世界盃期間的夏季深夜，當PK大戰迫在眉睫之際，自己應該怎麼做。A球員是晨型人。他掩飾自己晨型人的特質，踢球踢到半夜，可是一旦要在他和旗鼓相當的B球員之間做決定時，其實根本無須選擇：夜型人比較有活力，正處於夜晚的巔峰。應該由他來踢十二碼球。

睡眠時型

聽明睡眠的七個步驟

1. 認識自己的時型，同時也去了解身邊親朋好友的時型。不確定的話，可以利用慕尼黑大學的調查表。
2. 有效管理你的一天，好讓你在重要時刻保持最佳狀態。
3. 把咖啡因當作提升表現的策略性藥物，而不是出於習慣依賴它；另外，一天的攝取量不要超過四百毫克。
4. 給夜型人：如果想擺脫社交時差，週末也別賴床。
5. 在會議室、辦公室和辦公桌擺上仿日光檯燈，以提升工作時的專注力、效率和心情。
6. 知道自己何時該積極，何時該讓步：身為一名晨型人，你應該在一場深夜舉行的比賽中自告奮勇踢ＰＫ大戰嗎？
7. 學著如何和時型與你不同的另一半和諧共處。

03 九十分鐘的賽事——重要的是睡眠周期，不是睡眠時數

你在一片漆黑中醒來。我已經睡多久了？你好奇。起床上完廁所，你查看手機：3:07。沒什麼——還有很多時間能睡。如果現在倒頭繼續睡，在七點半的鬧鐘響起前，你仍有可能保持八小時的睡眠時間。明天是重要的一天，很多工作等著你。你需要讓自己精神充沛；你需要八小時的睡眠。

於是你在床上躺了一陣子。又過了一會兒，你查看手機：3:33。還是不用擔心，時間很多。你十點有一場會議，所以精神一定要好。好，接下來會怎麼樣？你問自己，開始忐忑不安了起來，肩膀也不知不覺變

得緊繃。你不再側躺；你翻身仰躺，後腦勺壓著交扣的十跟手指。趁現在思考一下也好。你再度查看時間：3:56，接近凌晨四點，等於少睡了將近一小時，偏偏明天是重要的日子，為此你整晚格外擔心害怕。

那彷彿在嘲諷你的 5:53 是你最後記得的數字，接著鬧鐘在七點半把你從睡夢中驚醒。你覺得口乾舌燥，眼窩隱隱作痛。你與八小時的睡眠可差得遠了，該怎麼撐過今天才好？

● 一種標準適用所有人嗎？

如果有人請你從一到十之間想一個數字，你很有可能會選擇八這個數字（因為你正在閱讀一本有關睡眠的書）。每天睡滿八小時是很吸引人的整數，但這經久不衰、所謂智慧睡眠的建言並不適用於所有人。

晚上睡滿八小時其實是比較近代的概念。本書稍後將討論到睡眠不只有一個階段，但目前你只需要知道這件事：直到十九世紀，在工業發展和人造光普及之前，人類不太可能在夜裡足足花上八小時睡覺，更不可能擔心自己有沒有睡八小時。

八小時是一般人每天**平均**的睡眠時間，如今卻成為所有人的建議睡眠量。為了達到這個目標所產生的壓力對人的傷害極大，而且不利於我們找到自己真正需要的睡眠量。

這種一體適用的思維沒有出現在生活的其他領域。舉例來說，早在我們考慮到健身狂和久坐生活型態的人有不同需求之前，業界就已經普遍接受卡路里的建議消耗量會因為性別而有所差異了。糖和鹽這類食物有每日攝取上限的建議量，但少於這些量還是可以接受的。每天的運動量同樣沒有指定一個明確的時間長短（超過建議的運動時數通常是好的）。只有在睡眠相關的事情上（不只是睡眠量，還有其他部分也是，後面會談到），所謂「一種標準適用所有人」的看法卻被輕易接受了。

事實是，每個人都是獨一無二的。這世上有像柴契爾夫人和梅麗莎・梅爾（Marissa Mayer）這種一天只睡四到六小時，卻能管理英國或擔任雅虎執行長的人。也有像網壇傳奇羅傑・費德勒（Roger Federer）和地表最快的尤塞恩・波特（Usain Bolt）這種人，聲稱他們一天需要多達十小時的睡眠時間。

撇開這些極端情況不說，人對睡眠的需求也是會隨著時間改變的。兒童和青少年需要比成人更多的睡眠時間。根據美國國家睡眠基金會（National Sleep Foundation）的統計，十四到十七歲的青少年平均需要八至十小時的睡眠時間。成人平均需要七到九小時。

如果你每天睡眠時間少於八小時，卻強迫自己刻意睡滿八小時，在不累的時候上床，清醒地躺在那裡，那你不過是在浪費時間。如果你在深夜看了一眼時鐘，開始焦急地計算你將會少睡幾個鐘頭，在輾轉難眠的同時越來越擔心自己睡得不夠，也是同樣的問題——你正在為了「沒睡著」這件事浪費寶貴的時間。

輪班工作者、航空公司職員、股市交易員、長途卡車司機……這些人晚上根本睡不到八個鐘頭。與我合作的運動員晚上也沒有睡滿八小時，這不僅是因為他們的時間緊湊，也是因為他們的睡眠時間不是以時數來計算，而是周期。

睡眠周期

R90睡眠法簡單來說就是**在九十分鐘內修復身心**。這並非我從一到一百之間隨機選擇的數字；九十分鐘是一個人在臨床條件下，經歷睡眠過程中各個睡眠階段所花費的時間。

睡眠周期由四個不同階段組成（有時候是五個），你可以把這段周期簡單想像成沿著樓梯往下走的一段路程。晚上熄燈就寢時，我們等於站在樓梯頂端。樓梯底層代表深層睡眠，也是我們要去的地方。

樓梯頂端：逐漸入睡

第一期非快速動眼期（Non-REM Stage 1）

我們正沿著樓梯慢慢往下走，會有幾分鐘的時間處在一種半睡半醒的狀態。你有沒有曾經誤以為自己在往下墜而猛然驚醒？這種情況很容易發生在此時，雖然只是幻覺，但這表示我們得重新開始往下走。我們在這個階段非常容易被拉回樓梯頂端：開門聲、街上的說話聲都辨得到。不過一旦成功跨越這個階段，就能繼續往下走到……

樓梯中段：淺層睡眠

第二期非快速動眼期（Non-REM Stage 2）

淺眠時期，我們的心跳速率漸緩，體溫下降。在這個階段，要是有人大叫我們的名字，或一位母親聽到她的寶寶在哭（女人在生物機制上容易受此影響），就會被拉回樓梯頂端。我們絕大部分的睡眠時間都處於這種狀態，所以有時候睡眠感覺就像一道漫長的樓梯，尤其是那些完全困在淺眠階段的人。但如果這是穩定周期的一部分就不算浪費時間。訊息整合和增進運動表現都與這階段有關[1]，繼續往下走，我們便開始過渡到真正的好東西。

樓梯底層：深層睡眠

第三期（和第四期）非快速動眼期（Non-REM Stage 3 and 4）

恭喜。你已經抵達樓梯底層。在這裡，叫醒我們得花上一番力氣。如果你曾經不得不搖醒某人，或不幸成為被搖醒的那一方，醒來時頭昏眼花、困惑不已，那你一定能了解深層睡眠的力量和睡眠惰性①的影響力。對夢遊者而言，這就是你跳進舞池開始手舞足蹈的階段。

深層睡眠時，大腦會產生腦波中頻率最低的 delta 波（清醒時會產生頻率高的 beta 波）。我們希望待在樓梯底層的時間越久越好，沉睡其中，因為這裡是我們恢復精神和體力、真正從睡眠獲益的地方[2]。有些讀者可能知道，人類生長激素（ＨＧＨ）是在體育界禁用的體能增強藥物，但我們的身體天生會分泌ＨＧＨ，而且效果強大。美國臨床心理師和睡眠專家邁克爾·布魯伊斯博士（Michael J. Breus）形容ＨＧＨ是「所有人在日常生活當中為了促進細胞生長、修復組織、恢復日常壓力中損耗的體力，從實質（並感覺到）重拾活力的關鍵因素」。我們希望夜間大約花二十％的時間在這裡熟睡，以獲得足夠的ＨＧＨ。

螺旋滑梯（Helter Skelter）：快速動眼期（ＲＥＭ）

披頭四在〈螺旋滑梯〉這首歌中唱道：「重回滑梯頂端，在那裡停住，轉身，溜下去。」這段歌詞與睡眠的這個階段相當類似。我們重回樓梯頂端，暫時進入淺眠狀態，接著來到許多人很耳熟的「快速動眼

①譯注：睡眠惰性（sleep inertia）是指睡醒後暫時出現的昏沉狀態。

期」（Rapid Eye Movement）。大腦在這裡帶我們溜起溜滑梯——大部分的夢境都是由此發生的，於此同時，我們的身體會暫時處在癱瘓狀態。專家相信快速動眼期有益於創造力[3]。我們必須回到樓梯頂端，停住，轉身，溜下去，其重要程度不亞於抵達樓梯底層。這個階段我們大約也得花二十%的時間。嬰兒甚至在這個階段睡了超過一半的時間。我們會在快速動眼期結束後醒來（儘管我們通常不會記得），然後繼續展開下一次的周期。

夜裡，每個睡眠周期的組成不盡相同。在較早的周期，深層睡眠會佔比較高的比例，因為身體希望能盡快優先獲得深層睡眠；在較晚的周期，快速動眼期則佔比較高的比例。**然而**，萬一睡眠時間少於正常水準，大腦就會在較早的周期進入較長時間的快速動眼期，顯示快速動眼期對我們的重要性[4]。這就是為什麼「補眠」——無論是比平常早睡或睡晚一點——純粹是浪費時間的原因。睡眠時間沒了就是沒了。但我們的身體非常擅長為我們亡羊補牢。

理想情況下，我們夜裡會安穩睡在床上，從一個周期過渡到另一個周期，形成睡—醒—睡—醒……的模式，隨著夜晚過去，逐漸獲得越來越少的深層睡眠、越來越多快速動眼期，直到最終在早晨醒來。總之獲得正確睡眠**品質**的關鍵是：我們需要一連串的睡眠周期，包括所有的淺眠、深層睡眠和快速動眼期，所有這些讓我們有一夜好眠的感覺。

然而，生活有各種障礙阻撓我們：噪音、年齡、壓力、藥物、咖啡因、身體干擾（例如被另一半的腳踢到）、用嘴巴而非鼻子呼吸、打鼾和睡眠呼吸中止症、氣溫，以及必須上廁所。這些都可能帶我們重回樓梯頂端，並導致有些人注定整晚處於淺眠的階段，甚至完全脫離周期。

這種連鎖反應的影響範圍，輕則導致日間疲勞，嚴重的話可能產生致命的後果。身體可能在我們毫無預料之際，例如開車或操作一台機器的時候，直接陷入幾秒鐘的昏睡狀態。

如果我們始終睡得很淺，那麼不管睡得再久都沒有意義——我們就是無法從中充分受益。R90睡眠法解決了妨礙我們下樓的障礙，而這一切都始於早晨的鬧鐘。

●起床！

活在現代社會，靈活性似乎是個可貴的優點。靈活運用深夜、週末和旅遊來避免一成不變的生活很值得。如果下班後去喝個幾杯、吃點東西，把隔天的鬧鐘調晚讓自己多睡一點，不是很合理嗎？休假時最好直接把鬧鐘關掉吧？

事實上，如果指望改善睡眠品質，在固定時間起床是我們能自行支配的強大工具之一。

由於太陽的升起和落下決定了晝夜節律，所以我們的身體喜歡在固定的時間點工作。我們的大腦也不例外：因為透過固定的起床時間，我們能有自信在生活中的其他層面過得更靈活。

選擇固定的起床時間需要一番思考，也得付出努力，因為你應該在這個時間「爬下床」。我建議你回頭檢視這兩、三個月以來的生活，考量你的工作和個人生活，然後選擇你**應該起床的最早時間**。這個時間應該天天可行，除非遇到像趕早班飛機這種特殊情況，否則你都不應該比這個時間更早起床。所以如果你偶爾必須為了開會而在早上七點起床，就別選七點半當固定起床時間。以這種情況，你應該選擇七點。記住，週末時你也要在這個時間起床，所以別假設休假時你能睡過頭，而選了完全不切實際的時間。

別忘了把時型納入考量。如果你是夜型人，別選擇提早太多、不是你真正該起床的時間，但切記這時間應該與太陽什麼時候升起有關，你離得越遠，與晝夜節律就脫鉤得越厲害。對於必須在與自身節律不符的時間起床上班的夜型人而言，固定起床時間非常重要，他們最好天天設鬧鐘，以便跟上晨型人和中間型人的步調。

一旦確定了非醒不可的最早時間，便把它當成固定的起床時間。理論上，你的起床時間至少應該選在出門前往公司、學校或其他義務的九十分鐘前，好讓你睡醒後有足夠時間梳洗準備。

當然一開始，你可能需要鬧鐘把你叫醒，但你會發現身體和大腦漸漸習慣在這個時間醒來。不久後，你會發現自己親手把鬧鐘關了，因為你早已醒來。

現在，你就能利用起床時間，以九十分鐘的睡眠周期往回算，建立你計畫就寢的時間。如果你是一般人，打算一天睡滿八小時，相當於五個周期左右（正確來說是七個半小時）。假設你選擇七點半做為起床時間，那麼你應該計畫在午夜十二點以前就寢，意思是在睡前十五分鐘鑽進被窩，放鬆身心——端看你入睡得花多久時間。

我和運動員初次合作時，會問他們前一晚睡了多久，而他們的答案通常很模糊。他們會說：「喔，大約七、八個鐘頭吧。」他們就像我們其他人一樣，對睡眠時間的態度十分隨興。他們**以為**自己在十一點左右就寢，確定半夜起來上了一次廁所，並就印象所及，大概在七點、七點半之間起床。前一晚的事情，誰知道呢？

建立固定的起床時間可以消除我們對睡眠的隨性態度，幫助我們逐步建立習慣，有信心知道自己睡了多久。如果我問一名與我合作了一段時間的運動員，他們會毫不猶豫回答：「昨晚我睡了五個周期。」

每晚這麼做，一個禮拜就等於睡了三十五個周期，這簡直堪稱完美，但也是絕對不可能發生的事。生活處處礙事：足球員遇上在晚上開打的足球比賽；回家的電車誤點、很晚才吃的晚餐、一本讓人手不釋卷的書或一通老朋友打來的電話。你必須與這些意外靈活共處，有辦法在不必擔心何時就寢的情況下，繼續享受生活且工作表現出色。這不是一成不變的：雖然你每天在同一時間起床，但有每九十分鐘的間隔去選擇就寢時間，不過最好不要在理想的就寢時間之前提早上床。正如前述，失去的睡眠時間沒了就是沒了，怎樣也補不回來。

因此，要是回家的時間晚了，而你不打算半夜自然睡著，因為你選擇的起床時間是早上七點半，那你可以在凌晨一點半就寢，這樣就等於四個周期（六個小時）；再晚一點，你可以在凌晨三點就寢，等於只有三個周期。但你這就是在勉強自己了。

現在你就像與我合作的運動員一樣，遵循邊際收益法行事。他們愛極了九十分鐘時間區間的概念，因為這概念方便計算、容易達成。足球員尤其喜歡，因為這就跟一場足球賽的時間一樣長。他們知道，賽事舉行時如有必要，自己可以巧妙利用這些周期以達到目的。他們可以掌控自己的身心修復，而不會茫然失措。

早上七點半起床的可能睡眠時間表

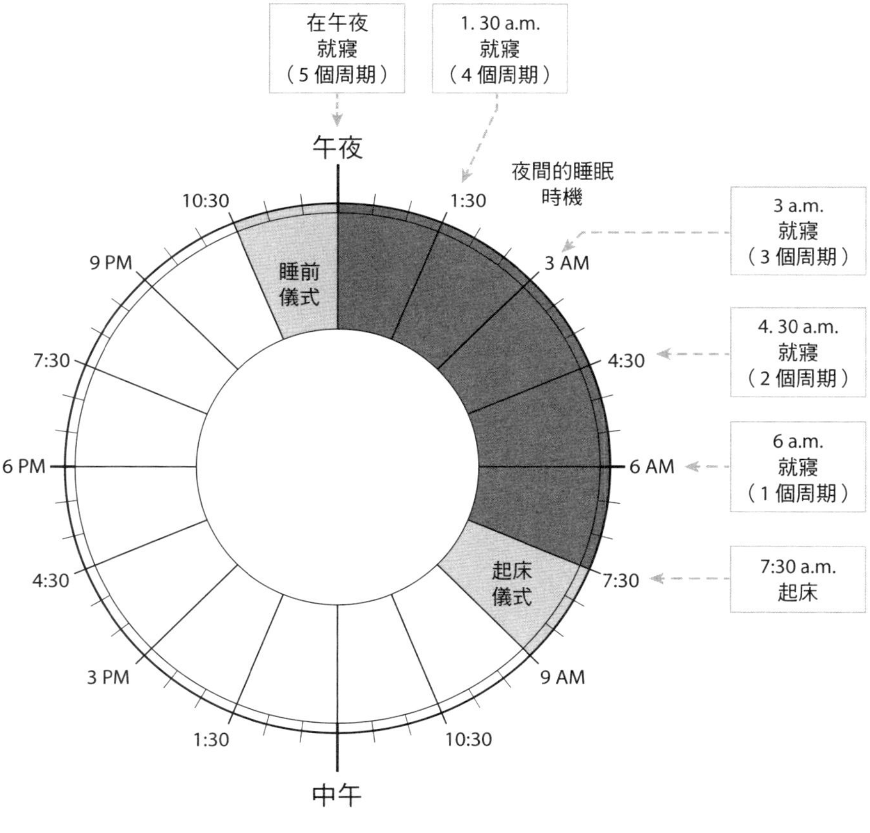

●安排睡眠計畫

睡眠不足是很多人面臨的煩惱，尤其是在我們最需要睡眠的時候。在不累或尚未準備睡覺時就寢只會產生問題，三更半夜為了睡眠憂心忡忡同樣不會幫助我們入睡。一旦陷入焦慮，大腦便會分泌腎上腺素和皮質醇這類的壓力荷爾蒙，讓我們更有精神。

對於沒有睡眠問題的人來說，「睡不好」通常是偶發事件，或一段壓力時期的副作用。如果從更宏觀的角度來看，所謂的睡不好可能只是一週一次或一個月幾天的問題。

我所謂「用周期計算睡眠時間」，是以一個禮拜為單位，而不是每晚睡了幾個小時。突然間，七天內有一晚睡得不好似乎就沒那麼糟了。我們能立刻卸下壓力，因為這不是沒睡滿八小時就等著完蛋的情況。今晚並非一切的成敗，一晚需要睡五個周期的人應該把目標設在一週睡滿三十五個周期。

我會和一名運動員坐下來好好檢視他們的作息，讓他們知道自己可以達到這個目標。我們會一起查看前一個禮拜的作息，找出哪裡有問題。對足球員而言，我們會把週三晚上舉行的歐洲冠軍聯賽這類事情視作「問題」：比賽接近晚上十點才結束，賽後是記者會，腎上腺素來不及下降，長途旅行也得納入考量。那一晚他睡不滿五個周期了，所以我們會研究看看他能如何彌補。

我們會盡量避免連續三晚睡不滿五個周期，若有一、兩晚睡不滿五個周期，那種日子的隔天要努力睡到理想周期數。如果一個禮拜至少有四天維持理想作息，那就沒有問題。更重要的是，我們清楚知道自己獲得了多少睡眠時間。我們能清楚看見自己是否忙過頭了。一週連續五晚睡了較少的周期，算暫時改變作息而已嗎？我們必須檢視一下。

俗話說得好：「授人以魚不如授人以漁。」這句話同樣適用於Ｒ９０睡眠法。我和客戶合作一段時間後，就能把作息表交給他們說：

「我知道這週你能騰出三十個周期的睡眠時間，該怎麼做由你自己來決定。」從此，一切都掌握在他們自己的手中。

像這樣掌控睡眠會讓人充滿力量，因為你可以在短期內刻意調整睡眠周期，為特定活動或人生中的一段時期騰出更多時間。例如，正在為奧運做準備的運動員可能把每晚五個周期改成四個周期，差不多等於一個月多出了兩天的時間。發現自己有多的時間可用，即使只能短期這麼做，也會增添人的信心。有些人則是從五個周期換成四個周期後，發現狀態變得更好。他們半夜不再醒來，因而清楚知道自己需要多少睡眠。他們覺得神清氣爽，很慶幸一天時間原來是夠用的。

你在日常生活中也能這麼做。你可以從每晚睡五個周期開始嘗試，七天後看看感覺如何。如果時間太長，可以減少到四個周期；不夠的話，就提高至六個周期。你會知道該怎麼做，因為一經調整，你應該覺得精力充沛。我真正希望你感覺到的是，擁有掌控睡眠時間的那份自信。一旦你對你認定的理想夜晚感到舒適自在，就能考慮調整睡眠周期，以符合生活中的種種需求。你應該像傑出的運動員一樣，遵循一週至少四天達到理想周期、兩天低於理想周期的目標。

無法時常堅持這個目標也不必慌張（正如你不必三更半夜擔心自己沒有睡滿八小時），因為你已經開始主導你的睡眠。透過睡眠計畫，你能看見什麼時候睡得比較少，可能是哪裡出了問題，而不只是覺得自己睡得不夠，卻沒有任何證據支持；同時，你也能找出自己能在什麼地方改變作息。

一旦習慣了睡眠周期的概念，你就可以開始仿效為奧運做準備的那些選手，針對特殊情況暫時改變作息。如果你正在為馬拉松練跑，不得不在工作之餘擠進練習時間，那麼你可以靠減少晚上的睡眠周期來實現目的。如果你參與了一項勞神費力的專案，就把睡眠周期降到四個周期以完成任務。如果你真的被迫要在短時間內完成，看看能否縮減至三個周期。

看到這裡，你可能會對自己說：「等一下——我沒辦法每晚只睡三到四個周期！」但這是因為你仍然覺得人類屬於一段式睡眠（monophasic），睡眠時間集中在晚上；你不知道這其實是一段二十四小時的修復過程，有別的機會可以彌補夜晚缺少的周期。你還沒見識到我們就寢前花了多少準備時間，以及起床後又是如何做準備的。所有準備工作都是不可或缺的一環。接下來的兩章，你將看見睡眠絕對不只是晚上花時間睡覺那麼單純。

重要的是周期而非時數

聽明睡眠的七個步驟

1. 固定起床時間是R90睡眠法得以成真的基石——設定一個起床時間，持之以恆。如果你和另一半一起睡，請他如法泡製，最好讓他和你設定相同的起床時間。
2. 把睡眠想成九十分鐘的周期，而非睡眠時數。
3. 就寢時間是彈性的，但取決於從起床時間往回推幾個九十分鐘而定。
4. 把睡眠視作一段更長遠的時間來減輕心理壓力，一晚睡不好沒那麼嚴重，請用每週睡了多少周期來思考。
5. 盡量避免連續三個晚上的睡眠周期低於你設定的理想狀態。
6. 問題不是質跟量那麼簡單，而是要找出自己的需要。對一般人而言，理想狀態是一個禮拜睡滿三十五個周期。二十八（一天六小時）至三十個周期也很好。如果你沒有刻意安排卻睡得太少，可能表示你太勉強自己了。
7. 每週盡量達成起碼四次的理想睡眠量。

04 熱身和冷卻——起床儀式及睡前儀式

今天是漫長的一天。留在辦公室加班的你，下班後和幾位同事去吃宵夜，小酌幾杯，接著在晚上十一點左右回到家。你踢掉鞋子，脫下衣服，丟到地上皺巴巴的髒衣服堆中，在刺眼的浴室燈光下刷牙盥洗。最後，你走進房間，鑽進伴侶旁邊的被窩中。伴侶短暫醒來，翻個身繼續睡。你又飽又累，在搭乘計程車回家的路上，你一直期待的就是這一刻，你閉上眼睛，準備入睡……

忽然間，你驚醒過來，宵夜席間的對話在腦中瘋狂打轉。同事當時說的那些話到底是什麼意思？你提到辦公室的其他同事時，是不是不小心表現出不專業的一面，甚至有點失禮？

這下子你醒了，腦子開始思考起其他事情：目前正在進行中的案子會不會如期完成？這次是不是又要遲交了？如果遲交了上司會怎麼看？

你的心跳越來越快，消化不良的老毛病在吃完宵夜的一個鐘頭後報到。你焦慮不安，感到渾身不對勁，你該起床還是繼續躺在床上？你覺得心力交瘁，到底為什麼你就是睡不著呢？

● 睡眠前後

十一點是我理想的就寢時間，在早上六點半的固定起床時間來臨前，我能夠睡滿五個周期。但，要是我在晚上十一點左右才回到家，我不會進房刷牙、直接上床睡覺。反之，我會等到下一次的間隔時間（下個九十分鐘過後），也就是凌晨十二點半上床，選擇今晚睡四個周期。不然，我該怎麼進行睡前儀式呢？

說到睡眠前後的修復效果，「預則立，不預則廢」是可以銘記在心的一句話：你在睡前所做的事，對睡眠品質和睡眠量有直接的關係；而起床後所做的事，則對你接下來的一整天（和當天晚上）有重大影響。

在R90睡眠法中，我們把睡眠前後的時間看得跟實際睡眠時間同等重要。事實上前者甚至更重要，因為你能直接控制這些時間。如此一來，我們不再只看重睡著時的那些九十分鐘周期，也留意起清醒時的那些九十分鐘。理想情況下，睡眠前後同樣需要九十分鐘的準備時間。

從這種角度來看，所謂「四個周期的睡眠作息」不僅是晚上睡滿六小時，而是九小時的休息和修復過程。這並不是說你每天早晚必須空出九十分鐘，除了為睡覺或為當天白天做準備之外什麼也不做；而是建議你放慢手邊正在做的事情，把那些對你準備睡覺或面對一天挑戰無益的因素都擱置一旁，採取更符合晝夜節律和睡眠時型的行動。

● 睡前儀式

睡前儀式是指做些預備工作，讓你自己準備好進入睡眠狀態。這些事情能讓你展開第一個睡眠周期，並順利過渡到後續周期，獲得所需的那些淺層睡眠、深層睡眠期和快速動眼期。

正如英力士車隊的車手在賽事接近時採用的邊際收益訓練法一樣，當我們準備要進入幾個鐘頭的脆弱睡眠狀態時，必須把所有礙事的因素推到一邊。

如果很晚才吃晚餐，那麼你就不應該直接上床睡覺，好避免晚餐的不利影響。你的晝夜節律在晚上九、十點左右會抑制腸胃蠕動，很晚吃晚餐、撐著肚子消化食物卻會妨礙到你晝夜節律的自然運作，進而影響睡眠品質。此外，儘管酒精能給我們愉悅的微醺感，飲酒過量仍會影響睡眠品質。而如果你剛談完幾件繁瑣公事，那麼在跳上床後，也不大可能毅然決然地不去想那些事情。你需要沉澱你的想法。你需要睡前儀式。

平常晚上待在家裡，如果我計畫要十一點就寢，我會在九點半就開始做準備。不是做些什麼大不了的事；我不會跳到椅子上大喊：「準備進行睡前儀式吧！」但如果我仍有點餓，我會知道自己得吃些小點心；得趁睡前攝取最後一次水分，以免口渴而醒來。我也得清空膀胱，畢竟不想因為尿急而在半夜醒來。

睡前儀式不僅僅要處理顯而易見的生理排泄問題，還有很多可以努力的地方，以確保我們為了進入睡眠狀態而做了充分準備。

關閉電子產品

睡前暫停使用電腦、筆電、手機和電視能減少你接觸到這些裝置所散發的人造光。對於睡前離不開電子產品的那些人，可以靠調整螢幕色溫的軟體 f.lux 和手機操作系統裡的夜間模式，來「調暖」螢幕上的色調，減少藍光比例。然而，這無法解決睡前使用電子產品的另一項問題：引發壓力，並讓我們的大腦保持在警覺的狀態。

如果睡前仍在回覆簡訊和電子郵件，你很有可能讓自己處在緊繃的情境下。睡前十五分鐘收到的那封簡訊可能在你試圖入睡的時候不斷在腦中打轉。寄出的那封簡訊可能讓你難以入睡，因為遲遲還沒收到回覆——這不在控制之內的事甚至讓你更加煩惱。

我們可以在睡前九十分鐘之前的時間，處理好任何可能導致壓力的情況，對簡訊和電子郵件實施宵禁。如果你是等待簡訊回覆時會緊張兮兮的那種人，那你可以先打簡訊草稿，等隔天早上再發送——這有點像是在信件貼好郵票等待寄出。這樣一來，你不僅掌控了聯繫的往來，也掌控了大家能夠聯絡到你的時間：你等於表明了自己並非隨時能夠回覆晚上十點寄來的電子郵件。

當然，私人簡訊稍微不太一樣。如果你正展開一段新戀情，有機會收到情人發來的簡訊，那麼你不太可能睡前那一個半小時都遠離手機。

誰知道你可能錯過什麼？但是請關上筆電、平板和其他類似的裝置，暫停收發工作的電子郵件，拒絕觀看激烈的動作片，或在床上用你那高音質的平面電視玩射擊遊戲。總之，在睡前這段時間減少使用電子產品是好的開始。

有些人已經非常擅長此道。我看到越來越多的電子郵件簽名欄和外出的自動回覆寫著類似這樣的文字：「我一天僅查看郵件三次。」或是清楚說明他們不會全天候、全年無休收發電子郵件。對他們來說，關閉電子產品輕而易舉，但對其他人而言，一味灌輸他們**別這麼做**是不夠的。萬一不知道方法，該怎麼停下來呢？

很重要的一步是：要找出一整天下來自己查看電子裝置的頻率有多高，以及查看的原因（可能是簡訊、電子郵件、通知、社群媒體等等與工作相關或不相關的訊息）。蘋果電腦公司顯示，iPhone 用戶一天平均解鎖手機八十次。聽起來很多，不過等你開始追蹤自己解鎖的次數有多頻繁就知道了——對多數人來說，差不多是每收到一則通知就會打開手機一次。

如果我們在一天中找一段時間暫時遠離電子產品，改做一些好玩的事，就能開始奪回控制權。假如運動時把手機留下（游泳是特別好的選擇，因為就連科技上癮最嚴重的人也不想把自己的手機弄濕，但上健身房或散步同樣可以不帶手機），那麼你正在利用運動所帶來的好處，給身心創造一套獎勵機制，讓自己不再頻繁回覆通知和簡訊。

這不僅限於運動。上班途中，你也可以放下手機，改看一本書；或者在與朋友或同事共用午餐時，把手機鎖在抽屜裡——這些都能讓你的大腦在「愉悅感」和「暫停使用電子產品」之間建立起連結。

習慣這麼做之後，你就能更輕鬆地讓關閉電子產品成為你的睡前儀式之一，這對你的身心皆是一種獎勵。而且當你準備就寢時，別忘了也將手機設定成休眠模式。

想當然爾，市面上已經有很多實用的ＡＰＰ能夠協助我們度過這段時間。許多冥想相關的ＡＰＰ，都有提供準備睡覺時可以使用的功能，幫助我們放鬆。如果覺得有用，請持之以恆用下去（雖說可以的話，播放這類ＡＰＰ的裝置最好遠離臥室，或是在使用後能夠被拿出臥室）。

從溫暖到涼爽

回到第一章那個無人島的情境裡，當日落西下、氣溫驟降後，我們便開始為睡覺做準備。我們的體溫做為晝夜節律的一部分，到了傍晚也會自然下降，但諸如中央供暖系統這類的東西容易從中作梗，讓我們的體溫降不下來。我們在家中可以透過一些簡單的方法來克服這一點，以激發我們的生理本能。

首先，儘管說這話好像有點多餘，但請確保你的羽絨被不會太熱或太冷。縮成一團窩在暖烘烘的床上對你來說可能稀鬆平常，可是一旦加上你的體溫，你就會開始覺得過熱、甚至出汗，這些都會讓你脫離睡眠周期。把腳伸出被子外也許有點幫助，但這個動作需要有意識的思考，最終仍會干擾睡眠，害你睡不熟。熱水瓶和電熱毯更是禁忌，除非你對溫度變化特別敏感，或是在特別冷的房間裡拿它們來禦寒。

保持臥室涼爽（**不是寒冷**）很重要。冬天，在你準備就寢時，可以關掉臥室的暖氣或調低空調的溫度。你可以沖個溫水澡（**不是熱水澡**），把體溫提升一、兩度。等你鑽進涼爽的被窩時，就等於模擬了從白天進入夜晚的溫度變化。

夏天時，整天保持窗簾緊閉，並維持通風，可以讓臥室比家中其他地方涼個一至兩度。只睡在一層床單上或純蓋被套（把裡面的被芯拿掉）也對體溫下降有幫助。至於家中有冷氣的人，若是在特別炎熱的夜晚，可以趁睡前利用冷氣讓臥室涼快些；沒有冷氣的人則可以使用電風扇，並在風扇前放上一瓶冰水。

有些人覺得，在就寢前沖個澡是很有幫助的睡前儀式，因為他們覺得乾乾淨淨鑽進被窩更舒服。但你可以不必大費周章從頭到腳洗一遍，迅速沖一下就行了。就像這一章裡多數的建議一樣，重點在於找到適合自己的儀式。

從明亮到黑暗

人體的生理時鐘會隨著天色由明轉暗而產生反應。我們會開始分泌褪黑激素，進而變得睏倦想睡，但接近就寢時間時，環繞我們周圍的許多東西都會妨礙褪黑激素的分泌。我們已經提過電子產品的影響，但還有一些地方也該注意改進。

睡前儀式開啟時，把所有光線調暗是個好主意。請關掉家中主燈，留下沒那麼明亮的暖色檯燈（紅光或黃光都不會像藍光那樣對你產生不良影響），或在客廳和臥室裡點蠟燭來提供室內照明。當然，要是睡前你在浴室裡的熾烈日光燈底下刷牙，你所付出的努力便前功盡棄了。其中一個解決方法是早點刷牙；另一個方法是把浴室燈泡換成沒那麼刺眼的照明燈。還是換成蠟燭怎麼樣？如果你和另一半肩並肩站在鏡子前，夜復一夜頂著浴室的強光安靜刷牙，改用蠟燭或許能夠避免睡前這種可怕情況再次發生。雖然算不上浪漫的燭光晚餐，卻能為你平淡的睡前儀式增添一點特別的元素，幫助你更輕鬆入睡。

為了配合晝夜節律的進行，你應該讓睡眠環境保持昏暗或黑不見光。多數人的臥室都會有某些人造光的干擾，尤其是住在城市裡的人們。所以，最好確保窗簾的品質足以把光線隔絕在外——這表示窗簾四周不能有任何縫隙讓光線透進來。必要的話，可以購置一些遮光窗簾。在競爭激烈的職業自行車三大賽事期間，我有時候甚至會用黑色垃圾袋貼在車手下榻旅館的房間窗戶上，不讓光線進來。

如果你喜歡在睡前看書，可以考慮在臥室以外的地方看，這麼一來你等於從明亮的地方（你看書的房間）移到昏暗的臥室。如果窩在床上看書是你的睡前儀式，不這麼做會讓你整晚輾轉難眠，那麼你可以考慮在看完後關掉檯燈離開，就寢前再回到漆黑的臥室。此外，晨光喚醒燈有項功能可以從明亮漸漸轉成黑暗，你也能多加利用。

物歸原位

我一再強調睡前儀式應該包括遠離電視、手機和筆電，所以你很有可能會想：**那我還能做什麼？**

睡前是整理雜物的好時機。我的意思不是要你追求時下流行的「斷捨離」，而是為你的居住環境採取一些積極行動。這樣一旦你準備就寢或沉沉睡去後，腦袋就不必再去想些瑣碎小事：例如早上要整理包包、出門上班時記得帶要送乾洗的衣物，或是突然想到茶包用完了。在夜裡，什麼都有可能從腦海浮現，簡直不可思議。

在家做些簡單平靜、讓隔天更游刃有餘的準備工作很有幫助，同時也可以讓大腦放空。準備工作可能包括燙衣服、把衣服掛好、收拾環境，將回收垃圾拿到外面，把所有東西歸位，讓隔天早晨煥然一新。假如你不是那種有潔癖的人也別擔心，睡前工作也可以是把衣服扔回椅子上，或者把包包丟在前門邊的地板（好讓你不會忘了帶出門）。讓每樣東西都在屬於自己的（適合你的）位置上。

髒碗盤與其留到隔天早上，現在就是清洗的好時機。這項工作很簡單，花不了太多精力，但完成這個工作代表你上床睡覺時，廚房已變得很乾淨。不管你有沒有意識到，夜裡等於又少了一件需要掛心的事。如果你平常習慣在晚上使用洗碗機或洗衣機，無論是為了方便或省電，請停止這麼做。這樣想吧，你去睡覺時可能聽不見機器運轉的聲音，但萬一你在半夜醒來呢？當全世界萬籟俱寂，任何一點聲音都變得清晰可聞的時候，你會不會聽見呢？如果機器放得不夠遠，容易產生影響的話，請換個時間使用吧。

利用這段時間準備好隔天的必需品能讓你在接下來的夜晚淨空思緒。解決了每天的瑣碎想法，你才有時間處理更重要的問題。

「下載」你的一天

過多的思緒，例如反覆思索你剛剛過完的一天，或者煩惱即將到來的明天，是讓你脫離睡眠周期最強大的力量之一。英國約有八十二%的人抱怨曾在某些時刻為此失眠[1]。睡前減少使用不必要的電子產品能避免增添額外的焦慮，卻無法消除現有的煩惱。

我們的一天是由數百萬個微小片刻所累積而成的：與同事之間的對話、通勤、跟朋友一起吃中餐、上班時使用新軟體，望著窗外做白日夢……而大腦必須全盤消化吸收。事實上，科學家認為，我們需要睡眠的其中一項關鍵原因，就是「把我們的經歷轉化成記憶，並鞏固習得的技能[2]」。

藉由「下載」我們的一天，大腦得以把一整天發生的所有經歷備份歸檔，準備在我們睡覺時好好消化吸收。剛才描述的那些簡單工作有助於「下載」我們的一天，另外還有其他有益的方法可以納入睡前儀式。例如，有些人發現冥想和呼吸練習很有用，如果這能幫助你「下載」自己的一天，那你就應該納入睡前儀式。

我發現，光是拿紙筆寫下「我在想什麼」的清單就很有幫助，我可以把整天下來的想法、擔心和煩惱統統化為文字。這不是我實際的「待辦清單」（它被好好地存在雲端的行事曆裡），而是更私人的內容。如果我不斷想起某一件公事，我會寫在紙條上，等早上再打給客戶處理；如果某個親朋好友的生日或母親節之類的節日快到了，我會畫下幾束花做為提醒。我會在就寢前，找空檔以一種非常放鬆隨興的方式在紙上草草書寫，有時候甚至是塗鴉。接著，我會把紙條放在家裡鑰匙（或出門時總是隨身攜帶的東西）旁邊，免得我隔天早上忘了帶紙條出門。

把所有事情記在紙上，代表我就寢時覺得自己已經有意識地暫時處理過那些問題，而我也相信，睡眠期間運作的大腦會在夜裡解決那些問題。

安全感

進入睡眠狀態是我們一整天最脆弱的時刻，所以需要盡可能感覺安心。鎖上家中所有門窗（或再次檢查門窗是否上鎖）能幫助建立安全感。另外，如同「下載」我們的一天一樣，這麼做能消除不必要的想法，例如「我是不是忘記關上浴室的窗戶？」這種念頭會妨礙我們進入睡眠狀態。

睡前運動

就寢前應該避免激烈運動（當然，除非是性愛，這點我們稍後在書裡會談到）。運動會提高你的心跳速率、體溫和腎上腺素，健身房刺眼的光線和震耳欲聾的音樂與我們圍坐在營火邊的情況也一點都沾不上邊。不過做些輕度運動，像是睡前在住家附近散散步、拜日式的瑜伽、在室內健身車上騎個幾圈，或者做些伸展運動，都會有幫助。輕度運動的額外好處是提高體溫，這麼一來，等你鑽進被窩時就完成了從暖到涼的自然過渡。

睡覺時用鼻子呼吸

比起睡眠，呼吸大概被更多人視作理所當然的行為。然而，若我們想要順利度過所有的睡眠周期，睡覺時有沒有「正確呼吸」就至關重要。常見的毛病有：打鼾，和呼吸中止症——顧名思義就是患者在夜裡斷斷續續停止呼吸，每次大腦的氧氣警示燈會喚醒他們（患者本身到了早上甚至不會記得，率先發現的通常是另一半）。這類症狀嚴重干擾了我們和枕邊人的睡眠，而這兩個問題皆源自於呼吸。

派屈克・麥基翁（Patrick McKeown）在他的精彩著作《改變人生的最強呼吸法》（*The Oxygen Advantage*）中寫道：「研究證實，口呼吸會大幅提高打鼾和阻塞型睡眠呼吸中止症的機率……每個小孩都知道，呼吸要用鼻子，吃飯要用嘴巴。」

用鼻子呼吸聽起來很簡單，而且採用這種呼吸方式對健康有諸多好處，不過我們在夜裡是用什麼方式呼吸才是重點。如果你睡醒時口乾舌燥，總是帶一杯水到床邊，這表示你睡覺時是用嘴巴呼吸；若睡醒時嘴巴濕潤，才表示你是用鼻子呼吸。那麼，我們應該如何改善睡覺時這種不自覺用嘴巴呼吸的行為呢？

如果你見過自行車手或跑步選手的鼻子上有個看起來像ＯＫ繃的東西，那就是答案。為了幫助擴張鼻腔，促使我們持續用鼻子呼吸，我們可以在睡前儀式中加入這件事：在鼻梁貼一片鼻舒樂的呼吸輔助貼片。

其他更高級的商品，例如醫療創新公司 Rhinomed 的 Turbine 擴鼻器或 Mute 擴鼻器，都已經霸佔了市場。擴鼻器可以塞進鼻子，打開呼吸道，越來越多頂尖運動員都在使用。不過，選擇何種產品入睡全看個人偏好。我建議你睡覺前先戴上這類產品呼吸一段時間養成習慣，什麼時間都能練習——上下班時間、辦公桌前、健身房，任何機會都別放過，讓用鼻子呼吸變成自然的動作。

派屈克．麥基翁的方法更激進：他貼上鼻舒樂貼片，再用抗過敏的透氣膠帶貼住嘴巴，確保晚上用鼻子呼吸。派屈克採取這個方法後，睡眠品質立刻大幅改善，他也把這方法推薦給客戶——當然，他向客戶保證他們不會在睡夢中窒息。（這個方法百分之百安全。）RispiraCorp 公司的勞勃．戴維斯（Rob Davies）發明了一種名叫 SleepQ+ 的產品。那是一種唇膠，可輕輕密封嘴巴、幫助你養成夜間用鼻子呼吸的習慣，有望徹底改變上述貼透氣膠帶的做法。

●起床儀式

如果睡前儀式是用盡一切辦法為自己做好準備，以獲得最好的睡眠品質，那起床儀式就是確保花了那麼多工夫做的準備，以及隨後投入的睡眠時間沒有白白浪費。好的起床儀式能幫助你從睡眠狀態變成完全清醒的狀態，讓你能夠積極善用你的一天，它甚至能幫你為當晚的睡眠做好準備。

我知道，每天早上騰出九十分鐘似乎是一段很長的時間，但上班的通勤時間也算在這九十分鐘內。不用說，起床儀式始於R90睡眠法的基石——固定的起床時間；但現代生活中的諸多陷阱為我們的生理需求設下了障礙。

電子產品的回歸

要是一名職業運動員一起床就查看手機，由於他剛起床不夠清醒、無法理智行事，所以一看到一則不喜歡的推特內容，就立刻氣憤回覆，那麼他可能為接下來的一天接收了一顆燙手山芋，很可能隔天早上就有討厭的報導上了報。

我起床後之所以不會馬上看手機上的通知，是因為我知道剛起床的狀態跟喝醉的時候差不多——你可不想在喝醉時回覆簡訊，對吧？我們剛起床的時候，腦袋仍昏昏沉沉的，我們的皮質醇濃度（人類面對壓力時分泌的一種荷爾蒙）在剛睡醒時處於最高峰。我們不必讓皮質醇升得更高，或整天維持高濃度狀態，導致我們與晝夜節律脫鉤。剛起床不必搞得壓力那麼大。

因此，晚上最好把手機放在臥室外，換成一般鬧鐘把你叫醒，使用晨光喚醒燈更好，這麼一來，早晨你所做的第一件事就是與你的晝夜節律維持同步狀態。接下來，你應該拉開窗簾，沐浴在陽光底下。這提升了我們的警醒程度，幫助調整體內的生理時鐘，讓身體從分泌褪黑激素改成分泌血清素。於是，我們只用了幾分鐘就進入一種更好的狀態，能應付等在話筒另一端的任何事情。

理想狀態下，早晨你應該把手機和其他電子裝置擱置一旁，晚點再使用，最好在你吃完早餐、喝過水後，否則至少應該確保這不是你起床後做的第一件事。早晨時刻我們可以訓練自己放下電子產品，稍做休息，就像夜晚使用電子產品的邏輯一樣。一開始，你可以先把手機裡的鬧鐘設定在起床十五分鐘後響起，在那之前都不要去碰手機。然後，你可以增加至二十分鐘，以此類推。一天剛開始的九十分鐘內不接觸電子產品對有些人來說太過苛求，但十五分鐘總比沒有好——你等於距離完全清醒的狀態又靠近了十五分鐘。

早餐吃得像國王

「早餐是一天之中最重要的一餐。」這句話已經是陳腔濫調，並且可能會讓某些不吃早餐的夜型人大翻白眼。讓我換一種說法吧：我合作過的所有運動員，不管是哪種時型，沒有一個不吃早餐。少了早餐，他們就是沒辦法發揮實力。

吃早餐提供我們展開一天所需要的能量。如果你前一天晚上八點吃晚餐，然後早上七點起床，等於已經十一個鐘頭沒有進食。假如你不是一起床就肚子餓的那種人，試著在第一個九十分鐘後吃點東西，即使只是咬幾口吐司、喝點奶昔或啃些水果也好。持之以恆，你很快會發現自己能吃下一整片吐司或一顆水果，並喝光最後一口奶昔。

吃早餐提供一天的能量，確保我們在午餐時間和隨後的晚餐時間再次感到飢餓；換句話說，我們將在正確的時間點覺得餓，不需要到處吃一些對身體不好的零食，然後覺得疲倦又無精打采。

早餐不必是一場耗時的儀式，吐司、麥片和水果都是可以快速準備並吃下肚的食物。也別忘了喝水補充水分。如果你有時間和金錢，天氣允許時可以到戶外吃早餐，或在一間陽光充足的房間用餐，讓太陽也能發揮作用把你喚醒。萬一正值隆冬，天色昏暗，吃早餐時可以利用仿日光檯燈取代廚房的人造光。人們早上很容易匆匆吃點東西後，連窗簾都沒拉開就出門上班了。

有些人最喜歡的莫過於喝杯茶或咖啡開啟一天。只要適量飲用，這是完全可以接受的起床儀式。體育界之所以使用咖啡因，是因為這是絕佳的表現增強劑，但我們會謹慎使用。假如在起床後立刻攝取過多咖啡因，會很快逼近一天四百毫克的咖啡因攝取量上限。只要你願意，陽光、水分和能量都能幫助你的身體在正確的時刻甦醒，也不會讓你在當天稍晚的時候精神不濟。記住，睡眠品質從你起床那一刻做了什麼就決定了。

運動

運動是非常適合納入起床儀式的絕佳選擇。有些人鐵了心要在上班前晨跑、晨泳或上健身房，但也不必那麼激烈，散散步、做點溫和的瑜伽或皮拉提斯讓身體緩慢展開一天；走路或騎腳踏車上班也很好，如果你有幸能這麼做的話。這些全是實踐起床儀式的好方法。至於戶外運動就更棒了，你將受益於陽光的洗禮，增加血清素濃度，修正生理時鐘。這種起床儀式不但對你清醒時有益，也能幫助夜裡的睡眠。由於工作模式改變，我們看見社會上有越來越多的人在家工作（據報導，英國在二〇一四年有四百二十萬人在家工作，約佔勞動力的十三．九％，相較於一九九八年只有兩百七十萬人[3]。）上工前出外散步呼吸新鮮空氣，曬點太陽，很適合納入那些在家工作者的起床儀式中。

溫和的腦力激盪

早上啟動大腦運作的過程是漸進式的，因此一些簡單的腦部刺激活動都有幫助，例如收聽廣播、熨襯衫或在房子周圍做些雜活。而讀本書、看新聞，或在上班途中收聽podcast，也都是與世界展開互動的好方法。

時型

不難理解，睡眠時型對我們的早晨扮演了很重要的角色。起床儀式對夜型人更為重要，因為晨型人狀態最好的時候本來就是早晨，他們在起床前的最後一個周期睡得比較淺，而夜行人沒有這種優勢。因此對於夜型人而言，投入起床儀式的時間越多越好，最好能接近九十分鐘——雖然這聽起來有違直覺，因為他們明明大可在床上多睡一些時間。此外，也要注意與你時型相反的同事，早上你可能被他們搞得筋疲力竭，反之亦然。買一盞仿日光檯燈放在辦公桌上能補救這種情況。

休假日

如果你休假時喜歡賴在床上，那麼當你忙碌的一週結束（或出門玩了一整夜），抱著準備賴床追劇的心情時，R90睡眠法建議的固定起床時間很可能是被你犧牲掉的第一件事。但你不必如此——你還是可以把賴床追劇這些事納入生活，同時維持與生理時鐘的和諧。

你仍該設定鬧鐘，在固定的起床時間起來，起床儀式也盡量能做多少是多少。你可能會跳過運動不做，但仍能一起床就去上廁所，曬點太陽，享用早餐。然後你可以去睡回籠覺。這樣一來，你等於做了與晝夜節律同步的事，同時也做了自己想做的事，你不必為了R90睡眠法犧牲自我或喪失娛樂。即使是職業運動員也會遇到像這樣的日子（可想而知，通常是在**比賽過後**）。有時候對我們來說，沒有什麼比窩在床上追劇更快活的了——只要謹慎利用，別讓自然常規遭到過度干擾即可。盡可能讓臥室只與修復相關的活動有關是很重要的。

有效睡眠

我們無法控制自己入睡後的行為，但可以控制睡覺前後的一切。要在生活中納入睡前儀式和起床儀式一開始看似困難，尤其是我們早已感覺時間不夠用的時候，但只要稍微改變作息，我們都能找到方法實踐儀式。

這麼做所帶來的好處可以用兩個字總結：效率。睡前儀式讓我們做好進入睡眠周期的準備，讓待在床上的這段時間獲得最高品質的身心修復。如有需要，睡前儀式提供了我們晚睡的彈性和自由，充滿信心地知道自己可以「下載」這一天，盡力消除所有揮之不去的無用想法，以免浪費寶貴的睡覺時間。

起床儀式讓我們得以在清醒時更有效率。只要花時間落實，我們就能準備就緒、思緒敏捷地抵達工作場合或出席社交活動，從這些活動中得到最大收穫。我們可以在早上九點頭腦清晰地抵達公司，而不是喝下過多的咖啡因，匆匆忙忙地趕到現場。

落實起床儀式後，我們做任何決定時可以開始有意識地保留這些儀式。如果你的固定起床時間是早上七點半，而有人和你約了早上八點半開會，你可以客氣地建議改成早上九點，好讓你有九十分鐘的時間準備。要是對方無法妥協，那麼六十分鐘的起床儀式也是可以接受的，但更早的話（例如早上八點的會議）就太匆促，達不到預期的目的。遇到這種情況，你只得倒推一個周期，在早上六點起床。這些決定也會滲透到你生活的其他面向。

如果你得趕飛機，需要一大早開車前往機場，那你就得做出抉擇了。你要嘛可以匆匆跳下床、更換衣服，開到目的地，要嘛可以一勞永逸地決定把起床時間倒推一個周期（從七點半改成六點）。選擇後者，你開車遵守限速的機率比較大，因為你不會覺得匆忙，而且即使起得比平常早，頭腦仍十分清醒。你精神飽滿，水分充足。你已經做了身體想做的事：去過廁所，做過運動，讓自己沐浴在陽光下（無論是自然光或仿日光檯燈都好），而不是直接跳上車離開。在抵達機場與朋友碰面時，你能談笑風生地進行對話。如果在機場看見某個不舒服的景象（例如一件無人看管的行李），對於該如何處置你也能做出更好的決定。

在運動場上，這些決定能在時間上產生微妙的優勢——賽跑時，千分之一秒的差異就有如天壤之別。以一個屬於夜型人卻在白天比賽的短跑選手，這段時間算不上他的巔峰時期，但良好的起床儀式可能會導致結果的差異：是在終點線上奪得銅牌，還是以第四名結束比賽。懂得這一點的運動員會下意識知道不要在練習時勉強自己，而缺乏有效起床儀式的對手則可能因拉傷小腿而退賽——他們甚至還沒走到起跑線，比賽就已經結束了。

睡前儀式和起床儀式

聰明睡眠的七個步驟

1. 睡前儀式和起床儀式直接影響了你的睡眠品質和白天的效率。正視這些儀式的重要性，你一整天會過得更有效率。
2. 記得在一天中騰出放下電子產品的休息時間，做為身心的獎勵和練習。
3. 如果夜型人希望趕上晨型人的步調，起床儀式對他們尤其重要——別因為「貪睡鍵」而放棄起床儀式。
4. 別在昏沉的狀態下傳簡訊！拿起手機前，先提振自己的精神。
5. 從溫暖的地方移動到涼爽的環境能促使體溫自然下降——快速沖個溫水澡，再移到沁涼的睡眠環境能達到這個效果。
6. 就寢前整理家務、淨空思緒，並下載你的一天。這樣在你應該熟睡的時候，就不會清醒地躺在床上胡思亂想。
7. 睡前儀式歸根究柢就是關閉一切，用鼻子呼吸、放鬆、從明到暗；起床儀式的意義則是在於慢條斯理地展開新的一天，這些時間是屬於你的，也只屬於你。

05 中場休息！重新定義午睡——活動和修復的和諧

歡迎來到週五午餐後的會議。陽光透過半開的窗簾斜射進來，照亮懸浮在空氣中的灰塵。午餐吃的比薩仍沉甸甸地堆在胃裡，你努力聆聽主講人講解投影片的嗓音，卻也聽到投影機嗡嗡運作的背景音。你的眼皮越來越沉重，就在這時……

哇喔！你突然驚醒。你睡了多久了？你掃視會議桌，尋找是否有譴責的眼神、同事忍俊不住的竊笑，然而所有人的目光都放在主講人身上。好險，想必你只睡了幾秒鐘的時間。

你逃過一劫，這一次真的要集中精神了。你轉向主講人，拿起桌上的筆，盡全力擺脫暫時昏睡過去的窘態，認真付出所有的專注力。

結果，同樣的事情又發生了。

● 午睡綜合症

有些人稱之為「上班的深夜時段」，也有人說是「午後犯睏」。無論你想怎麼稱呼，這段於日正當中湧上疲憊感的時間，在世界各地的家中和工作場所都是再熟悉不過的現象。傳統上，西班牙會在這段時間享受午睡時光，而其他國家則用效果不彰的會議和猛灌咖啡因繼續堅持下去。這段時間也是把眾人熟知的「睡眠」重新定義的關鍵。

迄今為止，我們在R90睡眠法中討論到夜間睡眠的方法，但如果你真的想效仿與我共事的那些頂尖運動員，你一定得學會空出白天的時間。在這裡，我們思考的不單單只是睡眠，而是**身心修復**的過程。

修復是一週七天、一天二十四小時從不間斷的投入過程，如果你在夜間睡眠之外，也加入白天的時段，你將讓身心有機會持續重啟，同時應付現代生活的種種需求。

我們可以從第二個自然修復時期——中午開始。這是補回夜晚錯失的睡眠周期最有效的天然時機，讓我們為接下來傍晚可能要做的事情做好準備；這段時間也能與夜晚睡眠周期互相搭配，成為每週睡眠計畫的一部分。中午睡個覺，我們將能夠充分利用一整天的時間來幫助自己表現得更好。

如果你不習慣午睡也別著急。你熟知的午睡是傳統睡眠方法的一部分；但在運動界，我們不說午睡，我們稱之為「管制修復期」（Controlled Recovery Period，簡稱CRP）。我們並非說睡就睡，而是善用白天這些睡眠機會，從中獲得最大利益，就像一流企業的執行長，以及某些藝術界和演藝圈頂尖成功人士的做法一樣。即使你認為自己無法在白天睡覺一樣辦得到，因為**任何人**都用得上管制修復期；事實上，**每**

個人也都該學習這個方法。

●當軀力遇上需求

歷史上有午睡習慣的名人比比皆是，例如邱吉爾、拿破崙和柯林頓，至今，世界各國仍看得見午休時間的傳統，不僅在西班牙，還有地中海附近，以及熱帶和副熱帶地區。如果我們去看看那些今天仍舊存在的採集狩獵族群（這是我們現今得以直接觀察到、最接近人類在幾千年前的生活方式，肯定也比遷移到一座無人島自行發掘來得簡單），會發現多段式睡眠非常普遍。美國埃默里大學人類學教授凱蘿・沃特曼（Carol Worthman）研究過世界各地的部落，像是博茨瓦納（Botswana）、扎伊爾（Zaire）、巴拉圭和印尼，並指出：「睡眠是極度易變的狀態。他們想睡就睡，無論白天、下午或深夜[1]。」

我們體內的睡眠調節模式顯示了多段式睡眠是非常自然的事。我們在第一章裡談到，睡眠是由「晝夜節律（**睡眠驅力**）和逐漸升高的睡眠壓力（**睡眠需求**）」所調節。最主要的睡眠時間發生在晝夜節律開始爬升（高峰落在凌晨兩、三點）和睡眠壓力最高點的交會點。

但下午時分（對多數人而言，這介在下午一點到三點之間，對某些夜型人而言還要再晚一點），有意思的事情發生了。我們的睡眠壓力如預期般穩定累積，而晝夜節律也從早晨的低點開始向上走，產生越來越強的睡眠驅力。隨著時間慢慢過去，**睡眠驅力**和**睡眠需求**出現一致的高點，提供了另一個睡眠時機。

這個時段是個絕佳的機會，可以讓它成為九十分鐘完整睡眠周期或三十分鐘管制修復期的一部分，以便滿足體內的睡眠驅力和睡眠需求。我在安排運動員的作息時，通常會利用下午這段時間來彌補夜晚缺少的周期，無論是前一晚欠缺的，或是為當晚打預防針。統計一整週的睡眠周期時，在這段時間獲得一個周期（無論是三十分鐘或九十分鐘）都算

四十八小時內的睡眠驅力及睡眠需求

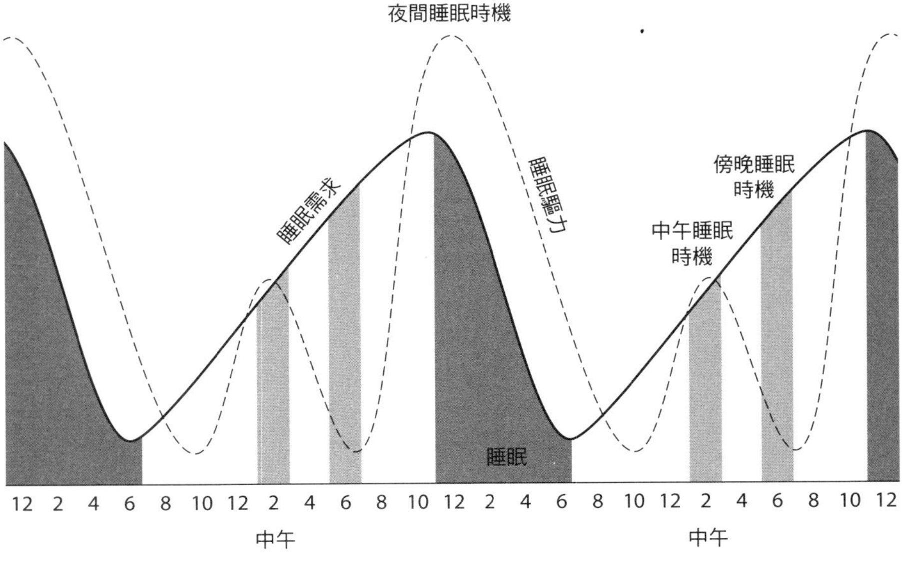

在一週的總周期數內。

● 午睡的威力

午睡的威力不容小覷。杜塞道夫大學一項研究顯示，即使是非常短暫的午睡也能增強記憶處理能力[2]，另外，美國太空總署NASA研究長途飛行對飛行員的影響報告指出：「午睡可以維持或增進睡醒後的飛行表現、情緒，以及生理和心理上的警覺度[3]。」美國國家公路交通安全管理局（National Highway Traffic Safety Administration）局長馬克・羅斯金（Mark Rosekind）是該報告的作者之一，他表示：「二十六分鐘的小睡可使飛行員的表現提高三十四%，警覺性提高五十四%[4]。」

午睡對長途飛行的機長至關重要，而趁副機長接手駕駛的時候小睡片刻，隨後便能讓警覺性提升。我們都希望飛機降落時機長是處於最佳狀態。

午睡也是運動員顯著提升個人表現的重要因素，而任何人都能享受到相同的好處。鑒於生活中的種種需求，夜間睡眠往往第一個遭到犧牲，我們必須找到解決的辦法；但要把管制修復期納入個人作息，必須動點巧思，畢竟很多雇主仍不樂見員工在大白天睡覺。

頂尖運動員比較有可能在下午這段時間享受一個奢侈的九十分鐘睡眠周期，因為身體修復公認是他們的工作中再重要不過的一部分。總教練（通常）不會管他們消失了九十分鐘到底跑去哪裡。

九十分鐘的睡眠周期結束後，緊接而來的是睡眠慣性導致的潛在缺點，也就是醒來時昏昏沉沉、迷失方向的感覺。規劃管制修復期的時候，請牢記這一點。假如一名奧運選手是在晚上有比賽，那他會比較有時間克服睡眠慣性的潛在影響，享受午睡帶來的好處；如果比賽時間比較早，那我們最好改成三十分鐘的小睡，甚至乾脆不睡了。

對一般人而言，選擇三十分鐘的小睡可能是最實際可行的。雖然研究顯示三十分鐘的小睡容易產生睡眠慣性，因為這段時間很可能進入深層睡眠[5]，不過就我的經驗來看，影響不大，如果仿照與我合作的那些運動員的做法，將不成問題。

這個方法就是：預先攝取咖啡因（濃縮咖啡最快速有效），讓咖啡因在管制修復期結束時生效。由於咖啡因大約需要二十分鐘才能影響人體，因此在控制劑量下，便成為有用的表現增強劑。盡量不要以悠閒喝拿鐵的方式攝取咖啡因，因為你可能發現咖啡因在管制修復期初期就已經發揮效用。同時也要注意自己的咖啡因攝取量，如果你已經差不多攝取一天上限四百毫升左右了，午睡前就別再補充咖啡因。

仰賴辦公桌上的仿日光檯燈，或走到戶外的自然採光下，也能幫助你快速度過睡眠慣性的後遺症，讓你充分享受管制修復期帶來的好處，就像NASA研究中那些花了二十六分鐘午睡的人一樣。

●如何實行管制修復期

將午睡打造成「強力小睡」（power nap）的名號，讓這件事在企業界擺脫了些許壞名聲。短暫小睡的效益已經在許多公司的健康計畫中獲得認可，他們提供了各種設備，從相對基本到太空等級的設備、各式各樣的鯨魚聲音和精油皆有，來幫助員工們來一場強力小睡。事實上，這些東西你一概不需要。

我在九〇年代後期與曼聯合作的那段時間，球隊首度在賽季前進行雙倍的訓練時段，而我建議球隊為球員提供設備，讓他們可以好好放鬆，並在兩次訓練時段之間有一段管制修復期，加速第一次訓練時段的修復，並為第二次的訓練時段做更完善的準備。佛格森爵士和首席物理治療師羅伯．斯懷爾（Rob Swire）都支持這個想法，因此我們導入了可能是世界上第一間訓練場修復室。我們劃出一間一次能容納十二名球員的舒適房間，放置一些單人沙發躺椅，並且指導球員該如何使用。

做法非常簡單，沒有白噪音和精油，但效果卓越。這是今日我們利用睡眠修復身心的關鍵一步，曼聯史上（也能說是足球史上）首屈一指的球隊球員，皆以開放的態度充分利用日間睡眠這種全新方法。

事實上，我們在哪裡都能小睡。大多數的人都有在會議上或擠滿人的電車上打瞌睡的經驗。如果在那種地方都能睡，那我們絕對可以在比較受控的環境下嘗試看看。即使你的老闆沒有實行健康計畫，你仍能找到某個地方小睡一下：閒置的辦公室或會議室、公共廚房的安靜角落、教職員休息室的沙發上，只要天氣允許，甚至可以是公園或一張長椅上。這跟夜晚睡覺不同，所以要是你找不到可以舒服躺下的地方，就坐著睡吧。我知道有人甚至為了午睡把自己鎖在廁所隔間裡。飛機在三萬五千英呎高空以時速五百英哩飛行時，機師也是坐在駕駛座艙上小睡的。

你也無須擔心周遭的人。一旦你越來越上手，他們根本不會發現你在做什麼。但在我們得意忘形前，首要之務還是先找到你在中午這段時間能舒服小睡的地方。如果你在家上班，別在床上小睡，用沙發或扶手椅小睡，把床留給晚上的睡覺時間，或完整九十分鐘的午睡周期。盡可能把手機設成「請勿打擾」模式，確保你不會被發送過來的通知或簡訊打擾，並把鬧鐘設定在理想的三十分鐘後。如果時間沒那麼多，就有多久設多久，就算只睡一下下也是有益的。

接下來，你應該閉上眼睛，順其自然。你可能會想，說的比做的簡單。有些人辦得到，很快就能入睡，在十分鐘或二十分鐘後起床，或是被鬧鐘叫醒。其他堅稱自己「無法午睡」的人就沒那麼容易睡著了，但我要告訴那些人關於午睡一件不為人知的事：**有沒有睡著並不重要**。

就算你沒有真正進入睡眠狀態也沒有關係，重要的是利用這段時間閉上眼睛，暫時脫離周遭世界。能夠入睡很好，但陷在快睡著的邊緣、介在半睡半醒之間也很好。光做白日夢，什麼都不想，讓大腦一片空白同樣是好的。

有些產品可以幫助你午睡，例如冥想練習、正念APP和其他各式各樣用來暫時與世隔絕的東西。透過這些工具，我們能夠遠離一天的緊張和壓力，預先做一部分的晚上睡前儀式，也就是「下載」一天。隨著意識逐漸渙散，注意力飄至別處，我們即可把這天至今所發生的事情消化存檔。

大腦是強大的工具，可以訓練它去做各種非凡的事情。定期利用午後犯睏的時機小睡一下，即使那些堅信自己無法午睡的人也會發現自己越來越上手。午睡後，花個五分鐘搞清楚自己的周遭環境，補充水分，可能的話曬點陽光。這麼做的話，你會士氣高昂、精神飽滿，外加睡眠需求下降，這將有益於接下來的整個下午，甚至一直延續到傍晚。

傍晚的管制修復期

對那些無法利用中午管制修復期的人而言，另一次機會出現在當天稍晚的時候。如果你曾經出差完返家，發現自己在打瞌睡，或是傍晚回家時，坐在電視機前方不小心迷迷糊糊睡著了一會兒，你應該已經很熟悉這段時間。

晚上睡兩次並非史無前例。歷史學家羅傑·埃基希（Roger Ekirch）在他的《近日黃昏：夜晚的歷史》（*At Day's Close: A History of Nighttime*，暫譯）一書中提供了證據，顯示人類曾經分成兩個不同的時間區段睡覺，第一次是黃昏過後，第二次是半夜醒來幾個小時後繼續睡到天亮。然而，這是在人造光開啟夜晚的潛力、工業革命改變我們看待時間方式之前的事了，畢竟，分段式睡眠在注重生產力的社會裡似乎是一種浪費。

我並不是建議我們恢復分段式睡眠。夜晚對現代人來說熱鬧非凡，可以的話，誰也不想錯過一段美好的夜晚。我的建議是，善用下午五點至七點左右的傍晚時刻（對某些夜型人可能再晚一點），這時我們對睡眠的需求高，尤其是前一晚睡得比平常少的話。要是錯過了中午的機會，可以利用這段時間進行三十分鐘的管制修復期；睡一個完整的九十分鐘周期可能會妨礙稍晚的夜間睡眠。

對很多人而言，尤其是朝九晚五的人，這段時間比較實際。基於工作需要，他們可能很難把中午的管制修復期納入作息，或是他們的工作環境根本無助於好好休息，那麼傍晚這段時間就方便多了。他們可以等下班回家後（通常已筋疲力盡），進入管制修復期一下子，接著等晚上再獲得更多睡眠。

傍晚這段時間總讓人想到一名老人抽著菸斗、穿著拖鞋，大腿上放著報紙打瞌睡的老套畫面。但時代已經變了，這段修復的時間是重新定義這個疲憊舊形象的機會。關於睡眠有個迷思，人們誤以為我們對睡眠的需求會隨著年齡增長而下降，事實上，雖然我們的睡眠能力會隨著年齡的增長而下降，但所需的睡眠量可沒有。

年紀較長的企業執行長若想繼續在工作崗位上奮鬥，應該注意這一點。隨著年齡增長，我們的睡眠自然變得越來越片段化，所以與其安排會議，企圖依靠過度刺激熬過這段時間，倒不如善加利用。如果你在這段時間覺得想睡，請掌控它。找個安靜的地方，把手機鬧鐘設定在三十分鐘後，閉上眼睛，這比任何一杯咖啡都還能有效增進你的表現。如果這段時間你習慣在家中的沙發上打瞌睡，也請加以掌控。帶自己到一個安靜的地方，設好鬧鐘，實行你的管制修復期，並從中獲得最大利益。

對於那些錯過了中午、渴望利用傍晚那段時間實行管制修復期的人，仍得先撐過一小段下午的時光。如果工作允許，你可以稍微調整一下這天的作息，免得明明知道自己精神不濟，卻還必須做費神的差事。你可以避免在午餐過後的這段時間開會，或至少掌控你為自己安排的時間。如果你有掌控權最好了，最不費腦力的工作可安排在這段時間進行（例如替文件歸檔或影印，或是把你已經辛苦完成的報告素材整合在一起）；如果你的工作牽涉到外出，例如去銀行或郵局，也試著在這段時間完成。

陽光向來是我們的朋友，能給我們動力，這也是為什麼你在辦公室工作時，不該把整個午休時間花在辦公桌前吃午餐。如果你確實在辦公桌前吃午餐，吃完後到戶外曬個太陽，呼吸一下新鮮空氣，別只是「邊工作邊午休」。要是沒辦法這麼做，你（或你的公司）可以投資仿日光檯燈，讓你在辦公桌前也能獲得動力。或者你可以利用像芬蘭 Valkee 公司的 Human Charger 舒眠機等產品。在一般人眼中，你看起來只是帶著耳機一邊聽音樂一邊工作，其實舒眠機正透過你的耳朵為松果體提供光療。

無論你在哪裡工作，記得在這段時間曬點陽光。這段時間你的生產力低落，需要休息和打氣，幫助你熬過中午昏昏欲睡的窘境。

暫停休息片刻

善用白天這兩段時間能讓你有信心減輕一些睡眠壓力，晚點上床睡覺時不會那麼擔心自己睡得夠不夠；如果晚上睡不著，你也會因為知道隔天可以安排一次管制修復期而覺得放心。這些管制修復期無法長期取代夜間睡眠，這就是為什麼R90睡眠法建議你每週至少有四天獲得理想的睡眠作息，但管制修復期符合你的體內節律，能提升夜間睡眠周期的品質，增強修復能力，幫助你維持高昂的心情和生產力。

「睡眠」不僅僅是身體的睡眠；也是為了讓心智在忙了一天後有機會修復。午睡打開了一天之中的這兩次機會，但如果我們希望讓身心有機會表現出最佳狀態，還得更頻繁地抓住其他的微小機會善加利用。

暫停休息一下是這個修復法很重要的一環。在體育界，暫停對身體的必要性是顯而易見的：如果我們讓一名運動員接受特別的肺活量訓練，他們就必須在進行下一次訓練前稍事休息。然而，暫停對心智的必要性也不遑多讓。我們需要定期休息片刻以幫助整合訊息，少了休息，專注力也無法集中。這方面，頂尖運動員就和我們一樣，他們會分心，甚至會覺得無聊。任何頂尖運動員如果持續進行一項訓練太久，最終也會失去專注力。

瑞典心理學家安德斯．艾瑞克森（K. Anders Ericsson）的研究奠定了著名的「一萬小時法則」（也就是，想精通一項世界級的技能需要刻意練習），他寫道：

> 眾多領域的專業表演者投入練習時，大約一小時就會稍事休息……頂尖的音樂家和運動員都說，限制刻意練習主要是因為他們無法維持必要的專注程度[6]。

多數人可能不會把日常生活中所做的事情看得像「刻意練習」那麼

偉大，但這種經驗仍然成立。我們無法一直維持住工作時需要的專注力，所以要是缺少休息，最後就會變得越來越沒效率——我們會越來越疲倦，越來越沮喪。

暫停休息片刻吧。如果你有辦法每小時暫時離開工作崗位一下，那你應該這麼做，但對許多人而言，他們做不到。然而，如果用R90睡眠法的九十分鐘區間來看待修復這件事，似乎就不是那麼不可能了。我們大多能在辦公室裡找到每隔九十分鐘離開辦公桌一次的理由，即使你在商店、工廠或時間限制較多的地方工作，九十分鐘也比每小時容易得多。

沒時間暫停片刻？**想辦法抽出時間吧**。休息片刻能恢復專注力，做事也更有效率。不見得要是長時間的休息，泡杯茶，上個洗手間（就算你不是真的得去），到戶外晃個幾分鐘，起身跟同事聊天或打通電話。做什麼其實並不重要，重點在於暫時離開工作環境，忘卻公事，給腦子些許的修復機會。要是你整天坐在辦公桌前，暫時離開對身體也有好處。

做些調整，讓暫停片刻這件事更方便進行。比方說，沒人會阻止你倒杯水喝，所以，與其裝滿一整瓶的水放在桌上，倒不如喝完一杯水再固定續加。

透過這些片刻休息，我們可以達到和午睡同樣的目的，也就是把心思與外界環境抽離，神遊一會兒。每九十分鐘一次的「腦袋休息時間」能立刻提升表現，減輕壓力；而一整天的腦袋休息時間加總起來，也將使得中午和傍晚時不再那麼疲倦。這些休息時間也能幫忙你「下載」這一天，讓你能用下意識接收和儲存手邊正在做的事情。每隔九十分鐘休息一下，外加必要時的管制修復期——正所謂積少成多。

只要稍加練習，你就能利用開會或小組討論時參與度較低的空檔稍微抽個身，讓腦袋休息片刻。事實上，這就是在一間擠滿人的房間裡睜著眼睛小睡，而其他人完全不知道你在做什麼。

你可以去跟同事討論昨晚的足球比賽，或他們觀看的電視節目，任何不必百分之百佔據注意力的事情都行，同時讓腦袋休息片刻。聊一些輕鬆省力的話題對腦袋是很好的休息。要是交談對象開始滔滔不絕，你隨時可以在腦中神遊。

你可以坐在辦公桌前戴耳機收聽冥想ＡＰＰ，或尋找任何能協助你暫時休息一、兩分鐘的東西。我隨身攜帶著一顆對我有強烈聯想作用的拋光石頭，當我需要暫時「關機一下」的時候，我會伸進口袋裡，把石頭握在手中，暫時神遊一陣子，讓腦袋有機會修復。我這麼做的同時，你甚至有可能正在和我說話，只是你渾然不覺。

你可以在手機的計時器設定九十分鐘的時間，確保自己不會忘記暫停休息片刻。你會漸漸熟悉九十分鐘是什麼感覺，不用多久，你就再也不需要計時器了，而是會自然而然知道什麼時候該暫時離開手邊工作。

你很快會發現你的一整天——不只是夜晚——都能拆成一個又一個九十分鐘周期。你可以利用這些周期在活動和修復之間取得平衡。有了傍晚的睡眠周期、睡前儀式及起床儀式、兩次的管制修復期和這些暫停時間，你的一天不再像一段漫長的衝刺，不是等衝刺完再栽進被窩睡上**可能**八小時（或者更少），然後再重來一遍。

你甚至可以有創意地安排這些暫停片刻，來改善睡眠修復的其他指標。例如比照睡前儀式和睡醒儀式，每隔九十分鐘放下電子產品休息一下。從五分鐘開始，再循序漸進提高到二十分鐘。於是，每九十分鐘內，你等於只花了七十分鐘在電子郵件、社群媒體和簡訊上。如果突然有衝動想傳簡訊，先寫下內容，晚點再發送。你不會因為一天之中只在固定時間花二十分鐘回覆郵件，而失去朋友或職場上的地位。放下電子產品休息片刻是很好的訓練，等到晚上的睡前儀式需要削減電子產品的使用頻率時，你將充滿信心，知道自己辦得到。

不打盹就輸了

午睡向來給人負面的形象，習慣午睡的人經常被貼上懶惰或遊手好閒的標籤，連西班牙都考慮逐步廢除午睡的傳統。很多公司已經在健康計畫取得很大的進展，但更多公司一提到身心修復，仍停留在過去的陳腐觀念。這非停止不可。「一打盹就輸了」（you snooze, you lose）是一句很糟糕的諺語，受到許多投機商人的喜愛，但如果不接受午睡的想法，你將和那些守舊人士一起被困在標記著「過勞」的隊伍中。談到修復這件事，要是你**不**打盹，終究會一敗塗地。

據英國交通部估計，主要道路上有四分之一的交通事故都與睡眠有關[7]，美國的一份報告則特別指出，納入睡眠這項因素時，交通事故與事發時間有高度相關性[8]。不意外，事故最有可能發生的時間是凌晨兩點到六點，以及正處午後犯睏的下午兩點到四點，下午這段時間，駕駛甚至沒有被剝奪睡眠的問題。

疲倦能殺死人，也能扼殺表現。我們在體育界採行管制修復期的措施，但沒人會說運動員是「懶惰」或「遊手好閒」。正如安德斯．艾瑞克森所說的，其他領域的菁英，像是著名的作家和音樂家，都為了健康而逐漸開始午睡[9]。

換句話說，如果你想向頂尖人士學習，是時候學習怎麼休息和修復了。大公司也是時候該重新定義企業文化，認真看待這段修復期了：盡量減少在午餐後昏昏欲睡的期間開會，創造讓員工暫時離開工作崗位的正當機會；提倡定期暫停休息片刻；提供員工實行管制修復期的設備並鼓勵他們使用。向谷歌這類的大科技公司學習，他們的彈性工時和企業文化讓他們能大膽說出自己的工作哲學：「要創造全世界最快樂、最有生產力的員工。」

請開始認真看待這些中場休息時間，因為長遠來看，公司一定會喜歡員工日益增加的生產力和幸福感所帶來的好處。

活動和修復的和諧

聰明睡眠的七個步驟

1. 下午（一點到三點）的這段管制修復期，是彌補夜間睡眠周期不足、並與晝夜節律同步最好的辦法。
2. 傍晚（五點到七點）是第二個絕佳的機會，因為這個時候人的睡眠需求高。但記得把這段時間限制在最多三十分鐘，免得影響到夜間睡眠。
3. 白天睡不著嗎？沒關係，只要花三十分鐘讓大腦關機，暫時與世隔絕，這樣就夠了。
4. 至少每隔九十分鐘休息一次來提振精神、恢復專注力。休息片刻時，請避免使用電子產品，才不會整整九十分鐘都在與外界接觸。
5. 無論你的工作環境是哪種文化，別再因為先入為主的觀念而把白天午睡的人貼上「懶惰」的標籤了；同時請提倡接納管制修復期和暫停休息片刻的文化。不打盹就輸了。
6. 利用手機上的冥想或正念APP，或隨身攜帶一件具有個人意義的物品來幫助你脫離當下的環境。
7. 萬一真的脫不了身，仔細安排你的時間，確保自己不在昏昏欲睡的午後做些勞神費勁的事情。

06 睡眠用品——床鋪大改造

一對躊躇滿志的年輕夫妻剛剛買下一間公寓。在租屋處所附的床墊上睡了好幾年後，這將是他們第一次購買雙人床架和床墊。

他們做了一些研究，在各種網站上查詢「最佳建議」，知道購買床墊花錢不能手軟，因為最佳建議都是這麼說的；床墊是一項投資，因為好床墊可以用上十年。他們認為自己了解基本知識（床墊有分記憶泡棉和獨立筒等等），也清楚自己的預算（床墊的預算必須比床架多）。

他們火速在網路上買下一張外觀順眼的雙人床架，過程中不小心花掉了一半的預算。但床墊就不能直接在網路下單了，對吧？最佳建議說這樣不行，你得試躺才行。於是他們走進一間寢具店，表明要在幾張床墊上試躺五到十分鐘，以找到命定的那張床墊。

銷售員前來招呼，很快打量到他們身上的昂貴名錶、訂製外套、名牌包，然後在心中暗想，先給這些傢伙從兩千英鎊的床墊開始介紹起吧。

他向他們介紹系列當中最頂級的護背式獨立筒床墊——這是真正的投資。「這能有效改變你的體態。」銷售員微笑說道。這張床墊有各式各樣的壓紋和上千顆彈簧，但他報價時可以看出他們臉上的尷尬表情，於是接著他又介紹了一千五百英鎊的床墊，然後是一千英鎊的床墊。

那對夫妻坐在床邊上下彈動，往後仰躺了幾分鐘，用店內提供的枕頭想像自己的睡覺姿勢是什麼樣子。「別客氣，上去躺躺看。」銷售員說。他們笑著爬上床，在燈火通明的商店中央閉上眼睛。

然而，有趣的環節終將結束，該是時候下決定了。

「哪一張床墊躺起來最舒服呢？」

「我不確定。大概是第二張吧？滿不錯的，有點硬又不會太硬。」

第二張床墊超出五百英鎊的預算，但那是中庸之選，而且跟最便宜的床墊比起來有更多的彈簧，他們覺得很放心。那肯定有它的價值吧，他們心想。他們轉向銷售員，異口同聲地說：「我們要買這一張。」

「絕佳的選擇。」銷售員眉開眼笑地說。

那對夫妻花了比預期多出五百英鎊的費用走出商店。他們買了需要的雙人床墊，而且很慶幸在接下來的十年內都不必再來寢具店買床墊了。

但是，他們真的做了正確的決定嗎？

●購買床墊的盲點

你能想到還有哪一種產品需要花上如此龐大的費用，眾人卻這樣茫然無知地買下去嗎？你買車的時候難道會不做任何研究，光是倚賴報紙廣告上的「最佳建議」或是零售商本人的建議嗎？更何況，你即將把三分之一的生命耗在這樣東西上。

然而，每年有上百萬人做出一模一樣的事。他們盲目地走進一家寢具店，把自己交到銷售人員的手中，離開時往往買下了堪用但不太可能改變生活的產品。他們甚至不知道自己的選擇是對是錯，因為他們不知道什麼才是「對的」床墊。

我們買床墊的頻率不高（畢竟我們都聽說好的床墊應該維持十年之久），所以很少人擁有最新的可靠資訊。何必呢？床的重點是外觀，床墊只是多數人視為理所當然的物品。

說到買新床，我們通常會在網路上粗略做點研究，而網路上有很多互相矛盾的建議：大部分的建議都說「你需要一張好床墊」，但卻從未進一步說明真正的關鍵為何，反而給消費者各式各樣關於應該花多少錢的想法，和床墊壽命應該維持多久的概念。

賣床的零售商和製造商也很清楚這種情況。我待過這個產業，直到今天仍持續在這個產業工作——我為運動員生產床墊、寢具及睡眠用品——所以我很清楚。

關於寢具業你首先要知道的是：監管的方式很少。我可以生產一種彈簧的拉伸強度高到連大象都能睡在上面的床墊，鋪上高密度的泡棉墊讓床墊更紮實，最後用精美的仿醫用布料覆蓋起來，然後貼上寫著「人體工學」四個字的標籤，這張床墊就能放進店裡販賣，沒人能阻止我。難道我是整骨治療師或醫師嗎？我是否進行過一連串的檢測以證明床墊對脊椎確實有好處？都不是，我不過是自己製造了一張盡可能堅硬的床墊，卻沒有任何規定能阻止我宣稱該床墊對人體有益。

接下來，我會確保床墊內含兩千顆彈簧，因為我的競爭對手床墊只有一千五百顆彈簧，而兩千聽起來比一千五厲害。整件事變得有如軍備競賽，製造商開始製造更小的彈簧以便容納更多彈簧數。這樣的比較根本毫無意義，但鮮少有人會提出質疑。如果你其實只需要五十顆彈簧呢？除非我們有什麼可以做為衡量依據的，否則這數字有什麼用？那對年輕夫妻沒有停下來詢問那個銷售員他提供的數字有何意義，而是直接假設多就是好。他們也沒有注意附屬細則：兩千可能是特大雙人床墊的彈簧數，尺寸越小，彈簧數就越少，而零售商不一定會講清楚。

在運動界，情況有改善了一點，但他們必須遵守這條建言：別把運動員送進這些商店購買床墊。這就像把英超足球員送進一間折扣運動服飾店去買他的足球鞋一樣。他們需要掌握正確的知識，或是有我陪同——我甚至可以直接製作產品給他們用。

加利・巴里斯達（Gary Pallister）是我剛加入曼聯時幫助過的球員。他有背部問題，雖然他是一名經驗豐富的守門員，但多年來在一流足球隊踢球的日子對身體造成極大損傷。他患有下背部拉傷和疼痛的毛病，但即使以現今的技術條件，脊椎手術仍是除非徹底沒招了，否則不會做的決定。

因此，他們用粗棉絨來包住他的背。球隊的首席物理治療師大衛．費爾夫（Dave Fevre）每天也花很長的時間替加利做治療，他的訓練時間也盡量減到最少。他們甚至考慮拆掉球隊巴士的椅子，安置一張能支撐腰部的沙發床。

我加入團隊後，我們特別檢視了加利在球隊外的生活都在做什麼，為何症狀「不但沒變好，反而日益惡化」（引述大衛的說法）。其中一個因素就是：加利的床墊對他的姿勢不利，而且加重了他的毛病。我們換掉床墊後不久，大衛發現加利需要的治療時間變短了。他沒有就此一勞永逸（再怎麼說也不太可能），但他的症狀不再加劇，球隊的巴士也不必重新改造了。

要是一名頂尖運動員走進一家寢具店，被銷售員認出身分，那麼他或她就會被帶到本章開頭那對夫妻能力所及之外的區域，直搗整間店最高檔、價位最昂貴的床墊。床墊的開銷可能高達上萬英鎊，但花再多錢也不保證能找到適合你的那一個，因為銷售員使出所有最新的行銷話術，為的就是賣出最昂貴的那一個。

●一種標準適用所有人嗎？（再強調一次）

在本書前面的內容中，我們討論到一天該睡滿八小時的心態，以及所有人都該睡一樣久的迷思。同樣邏輯問題也適用於你所睡的床墊。

勒布朗．詹姆士（LeBron James）是美國ＮＢＡ球員。他的身高達六呎八吋（超過兩百公分），身材健壯，體重高達兩百五十磅（一百一十三公斤）。我們沒道理認為，最適合他的床墊和英國四面奧運金牌得主的自行車手特洛特一樣。她的身高大約五呎四吋（一百六十三公分），體重一百一十五磅左右（五十二公斤）。

寢具業不懂體型的重要性。沒有一個銷售員會在上上下下打量完你之後，說出你適合的「尺寸」。某些品牌有提供各種軟硬度的床墊，但沒人管你買的床墊是不是最適合你的。有些時髦的新品牌靠著背後絕妙的行銷策略，僅出產一種床墊。只有一種床墊，卻適用各種身形或體重的人，那是怎麼辦到的？

你在買鞋或衣服的時候不會有這種情況，你會買適合的尺寸。而床墊當然也不例外。正如衣服有分S號、M號、L號，以及極端情況下的XS號、XL號和XXL號，體型也大致分成三種：

消瘦型（Ectomorph）體格偏瘦，臀部和骨盆較窄，四肢纖細。與其他體型相比，通常擁有較少的脂肪和肌肉。威金斯和莫．法拉（Mo Farah），以及許多參加巡迴賽的職業自行車手，都是這種體型的最好例子。舉女性的例子來說，名模凱特．摩絲（Kate Moss）和卡拉．迪樂芬妮（Cara Delevingne），或演員瓊安娜．盧利（Joanna Lumley）都屬於這型。

運動型（Mesomorph）的身形和體格中等，骨架大，肌肉渾厚，胸肌線條分明，肩比臀寬。許多職業運動員都屬於這種體型，像網球選手費德勒或博格（Björn Borg）都是很好的男性例子，女性的話就像英國的七項全能運動員恩尼斯（Jessica Ennis）。

肥胖型（Endomorph）體型較龐大，肩寬臀也寬。女性的例子有像喜劇演員唐．弗蘭奇（Dawn French）和米蘭達．哈特（Miranda Hart）或歌手愛黛兒（Adele）；而男性例子則有好萊塢演員羅素．克洛（Russell Crowe）和塞斯．羅根（Seth Rogen），拳擊手安東尼．約書亞（Anthony Joshua）和穆罕默德．阿里（Muhammad Ali）等。

當然，體型不是絕對的，有些人是消瘦型和運動型的混合體型，有些人則是介在運動型和肥胖型之間。不管你是高是矮，過重或過輕，仍能找到你的體型。男性和女性的特徵也不盡相同。

這清楚說明了即使是兩個身高相同的人，倘若體型不同，對於床墊的需求也會不一樣。他們的床墊需要不同程度的調整，以提供必要的舒適度。此外，另一半的體型也會使事情複雜化：萬一雙方的體型有差異，建議以顯著的體型為主（所以，一對運動型配肥胖型的伴侶要以肥胖型為主；消瘦型配運動型的則以運動型為主。）

但在你急著去查看自己屬於哪種體型前，這裡還有一種更簡單可靠的方法確保你買的是正確的床墊：一切都始於你有沒有用正確的姿勢睡覺。

如何睡覺

至今，我們已經討論了睡覺前後的準備工作，如何根據你的睡眠周期安排睡覺時間，以及彌補熬夜的方法。我們討論了有關睡眠的各種做法，卻一直把一件事視作理所當然，以為你晚上一鑽進被窩就知道該**如**

何睡覺。

就像體型一樣，睡姿有三個基本姿勢，且我們都很熟悉：**仰睡**、**趴睡**或**側睡**。同樣的，這些姿勢可以並行——你睡覺時可以把四肢扭曲成各種模樣，模糊三種睡姿的界線；而高海拔登山客可能會好奇「睡在懸崖邊的睡袋裡」符合清單上的哪一種類型。但對我們這些夜晚躺在床鋪上睡覺的人來說，這就是三種主要姿勢。

仰睡是很受歡迎的選項，這種姿勢的好處在於讓背脊和頸椎維持直線（前提是你睡的枕頭不會對此產生干擾），但仰睡讓喉嚨放鬆，導致氣管變窄。英國打鼾與睡眠呼吸停止協會（British Snoring and Sleep Apnoea Association）說道：「相較於側臥位（側睡），採取仰臥位（仰睡）睡覺的人更容易打鼾或出現呼吸中止症。」這些症狀容易干擾睡眠，帶我們脫離一次完整的睡眠周期，或害我們整夜淺眠。如果擁有這些症狀，也將對我們的另一半造成同樣的傷害，更別提導致兩人關係緊張，產生怨懟。仰睡也容易讓我們沒有安全感，讓大腦停留在警覺狀態。

趴睡可能對打鼾有幫助，但本身也有很多問題。趴睡者讓脊椎扭曲成不自然的狀態。再者，除非面朝下埋進枕頭（這本身可能產生更嚴重的影響），否則他們的頸椎也是扭曲的。下背痛、脖子痛和各式各樣的姿勢問題都可能源自於趴睡的關係。此外，整天坐在電腦前，以及低頭看手機所導致的姿勢問題也會惡化，加起來都會加劇頸椎和脊椎的不適。

側睡是我唯一推薦的睡眠姿勢——但可能不是你目前習慣的那一側。我輔導的運動員晚上睡覺時，會翻到**非慣用手**的那一側側臥，因為不常使用，因此也沒那麼敏感。換句話說，如果你是右撇子就往左側睡，反之亦然。如果你左右手都很靈活，便思考你會下意識用哪一隻手保護自己。

胎兒睡姿應該包含膝蓋微彎，以及雙臂在胸前微微交疊，頸椎、脊椎和尾椎應該是一條平滑且筆直的線。你希望夜裡盡可能長時間維持這個姿勢。（當然你在睡眠期間一定會移動，但你的床墊應該能讓你延長維持原姿勢的時間。）

你的脊椎和頸椎處於自然狀態，讓你不會產生任何姿勢問題，打鼾或睡眠中止症發生的機會也會降低。你的大腦之所以喜歡這個姿勢，是因為它覺得你的身體是安全的，有你慣用的手腳保護著你的心臟和其他器官，以及生殖器。

我在歐洲旅遊時，偶爾會因為錯過當晚最後一班火車無處可去，而在車站過夜。我會躺在地上（這是一張特別紮實的床墊），後背包充當枕頭，貴重物品塞在外套內袋，以慣用手遮掩。要是有扒手想偷東西，我就能用強壯的那隻手自我防禦。這種安全措施讓我們得以在有潛在問題的暴露環境中入睡，更歡迎在安全的家中採用，這麼一來，我們的大腦覺得夠安全了，便會讓身體陷入深層睡眠和近乎癱瘓的快速動眼期狀態。

我讀過許多所謂的心理學研究，他們武斷聲稱睡姿代表了一個人的個性。但你若採納我所建議的睡姿，當中代表的唯一意義是，你非常認真看待身心修復這件事。

床墊檢視法

現在你可以開始實行床墊檢視法，無論是檢視現有床墊或想買的新床墊都可以。此檢視法正是本章開頭的那對年輕夫妻在寢具店所該做的。

檢查的時候，有另一半或朋友在身邊很有幫助，但你也可以使用手機上的相機。在家中，抬頭挺胸站直，雙手輕輕抱胸，膝蓋微彎——其實就是半蹲的意思——拿捏到舒適平衡的位置。這即是你站立時的胎兒睡姿。

翻到非慣用手的那一側，以這個姿勢躺在地板上維持一陣子。你的另一半或朋友會看見你的頭和地板之間的縫隙，或你能用相機拍一張自拍照看看，你絕對感覺得到脖子怪怪的（傳統上，枕頭會填補這個縫隙）。你維持這姿勢躺在那裡，肩膀和臀部會因為難睡的地板而逐漸出現壓力，你出現想翻身調整姿勢的衝動，這在睡眠期間經常發生（尤其是床墊太硬的時候），或睡在對肌肉和關節不好的床墊上時。退一萬步來說，你大可以就這麼睡在地板上（最後你可能會變成趴睡），但卻會犧牲掉修復的品質。

接下來，你應該用這個姿勢躺在你想檢視的床墊上。如果是家裡的床墊，記得拆掉床單，包括枕套，留下一張光禿禿的床墊；在寢具店裡，你通常也是在一張光禿禿的床墊上試躺，假如不是的話，儘管拆掉床單試躺，結束後再把床單拉回去就好。等你喬好位置後，一樣找個朋友或你的另一半（或拍張自拍照也可以），判斷頭和床墊之間的縫隙。

以胎兒睡姿躺在符合身形的床墊上

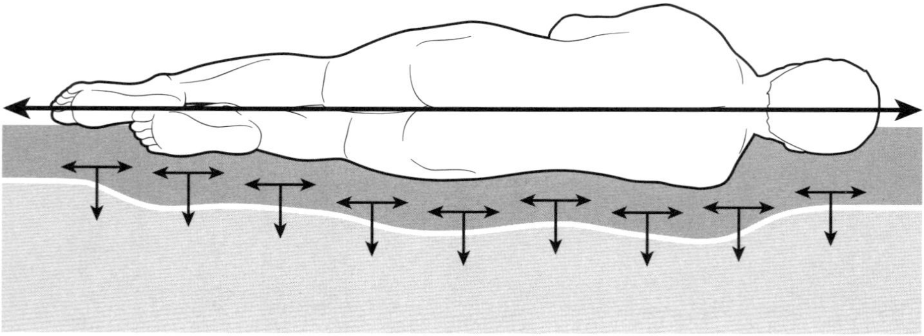

當你的頭、頸和脊椎呈一條線，而頭和床墊之間有明顯的六公分（大約是兩個手掌疊在一起的高度）或更大的縫隙，頭會往床墊的方向掉，就像躺在地板上的時候一樣，那就表示床墊太硬了。你會覺得不舒服，對體態也沒有幫助。如果臀部陷進床墊，沒有與身體呈一條線，而頭被床墊抬高，表示床墊太軟。符合身形的床墊應該能輕易承接住你的體型和體重，並幫助體重均勻分佈，讓你的姿勢呈一直線，如上圖所示。

如果你在寢具店試躺一張床墊，卻沒有達到這個效果，請立刻走人，無論那張床墊是什麼材質的，或價值多少錢。如果你家中床墊沒有達到這個效果，該是時候考慮買一張新床墊了。但若你沒有預算也不必絕望，你能採取其他便宜的方法來彌補。

請將合適的薄墊（mattress topper）鋪在床墊上方，床墊增加了這部分，可以在你睡覺時進一步滿足體型的需求。舒適墊（body comforter，跟床墊一樣尺寸的墊子，你可以把它想成是身體的枕頭）可以增添舒適度，保護敏感的肌肉和關節。用另一條羽絨被也能達成類似效果。

● 聊聊枕頭

你去買鞋時，要是找到喜歡的款式，會希望買下合腳的正確尺碼。要是店內缺貨，你就得做出選擇。你不會考慮買小一號的鞋子，因為走路會痛，但如果你願意加鞋墊，就能選擇買大一號的尺碼。

枕頭就像鞋墊，彌補了一張不合體型的床墊。床墊太硬時，我們利用枕頭填補頭和床墊之間的縫隙；床墊太軟時，枕頭卻會把頭抬得更高，使身體不呈一條線，進而造成姿勢問題。如果你習慣睡在兩顆或更多顆枕頭上，那麼你要嘛買到一張非常硬的床墊，要嘛你等於正在為自己添麻煩。

記憶泡棉枕、羽毛枕、各式價位的聚酯纖維枕、止鼾枕，甚至是寢具業最受歡迎的人體工學枕，任君挑選。有些採用異國布料和填充物（西伯利亞鵝絨！），有些用的是最基本的人造纖維，（但套上枕套看起來都差不多）。製造商怎麼宣稱產品的效果或價格都不重要，所有枕頭的功能都是一樣的——彌補床墊的不足。

一旦有了適合的床墊，枕頭等於是多餘的。但睡在枕頭上是難以戒除的習慣。我們喜歡枕頭，習慣有枕頭在身邊，喜歡在夜裡抱著枕頭入睡，喜歡在就寢前把枕頭重新擺放好，拍打蓬鬆，失眠時對枕頭反覆出拳。所以在符合身形的床墊上，你只需要一顆淺枕頭就夠了。與其購買昂貴的「人體工學枕」造成麻煩，倒不如買一顆符合身形的廉價聚酯枕。

● 一加一大於二

那對年輕夫妻在選床墊時犯了許多錯誤，但他們在踏進那家店之前，大概就已經犯下了最大的錯誤——決定買一張雙人床。

小時候，大多數人的第一張床往往是標準單人床，長六呎三至六呎六（一百九十至兩百公分），寬三呎（九十公分）。我們可能從十幾歲一直到二十歲早期仍繼續睡在單人床上，但離家後，往往就會升級成雙人床。

雙人床的寬度大約是四呎六或四呎七（一百三十五至一百四十公分）。你不是數學家也看得出來所謂的雙人床根本不是「雙倍」的概念。如果你在單人床的空間睡了這麼久之後，多了一個人一起睡，卻只多了五十％的空間，請問這會有什麼影響呢？你認為，這有可能維持你的睡眠品質嗎？

無論床墊零售商怎麼為商品命名，只有一種是真正的雙人床，叫做特大雙人床（這種名稱聽起來彷彿買了它是貪圖享樂的奢侈行為），這種尺寸寬達六呎（一百八十公分），正好是單人床的兩倍。如果你重視睡眠，重視你的感情生活，而且空間擺得下，這才是你應該考慮的**最小**尺寸。特大雙人床是兩張單人床併在一起的睡眠空間，一般雙人床只能給一個人睡。

如果你有空間擺下特大雙人床，就算這表示你得撤走床頭櫃，那就撤走吧。這件事重要多了。如果問題出在床架，而你沒預算換新，把床架也撤走吧，直接把新床墊放在地上。那對年輕夫妻打算花原始預算的五十％在床架上。多數資訊會建議買床墊的錢要比床架多，但你大可直接把百分之百的預算全花在床墊上。我甚至沒有生產床架，只做床墊。

床架是讓臥室看起來漂亮的大型裝飾品。只要支撐床墊的是堅固平整的表面，是什麼並不重要。你可以用木棧板，既有時尚的工業風格，價格又低廉，或乾脆直接放在地面。很多運動員其實更喜歡用睡眠用品睡在地上，因為比較涼快（畢竟熱氣會上升）。

床上的空間越小，我們越有可能干擾另一半的睡眠。夜裡另一半的腿或手臂不小心碰到你，在你旁邊翻身、替枕頭喬位置，湊過來在你臉上呼吸——這些都會讓你脫離睡眠周期，阻止你進入身心所需的深層睡眠。

● 打造睡眠用品

二〇〇九年，當時的英國自行車協會總教練沙恩・薩頓（Shane Sutton）介紹我認識「邊際收益法」的負責人麥特・帕克（Matt Parker）。他們研究了與睡眠相關的學術和臨床專業知識，發現這些實在太過侵擾且不實用，所以我與麥特密切合作，倚重我多年來建立的方法和干預措施，看看怎麼做可以幫助他們獲得更多修復。後來，我把我們重新定義的身心修復方法介紹給戴夫．貝爾斯福德爵士，以及他那支由全球頂尖教練和運動科學專業人士所組成的龐大團隊。他們的反應很簡單：「這確實能夠帶來改變。」

與自行車運動合作的那段時光令人興奮。英力士車隊提供了英國自行車協大量資金，讓他們得以成立一支專業車隊，簽下許多一流車手，包括威金斯爵士，並且立下為英國車手在環法自行車賽奪冠的雄心壯志。

為了達成目標，車隊用盡所有方法，從改良自行車、健身、擬定策略等可見之處著手，一直到研究心理學、避免感染病毒等不顯眼的環節（要是胸悶咳嗽還去參加環法自行車賽根本沒必要）。當然，還有睡眠。這全是「邊際收益總和」訓練法的一部分。他們想改善每一個與運動相關的成功因素，精益求精，就算進步一％也好。等所有因素加在一起，進步幅度將非常可觀。

我解釋了睡眠修復的關鍵指標，不僅讓車手知道、也讓所有職員了解睡眠周期的重要性，學會使用管制修復期和片刻休息，以及維持家中理想睡眠環境的方法，把R90睡眠法的一切種種與他們分享。但我知道我還能有更多貢獻。

此邊際收益總和訓練法的其他面向把重點放在「一致性」。車手天天遵照同一份營養計畫，騎同一輛自行車，穿同樣的衣服，但他們參加巡迴賽時，每晚卻得待在不同的旅館房間，睡在不同的床上。於是我幫車手設計並生產了R90睡眠法的睡眠用品，讓他們每晚都能睡在同樣的客製床墊上。

他們的睡眠用品基本上就是一張可攜式單人床，由兩到三層慢回彈泡棉組成（其實就是兩到三層的薄墊），層數隨車手而定，再加上一個舒適墊，外面包覆可機洗的拆卸式外罩，結合一顆薄枕頭、羽絨被和枕套床單。所有東西都放在特製的後背包裡，可以對折塞入，拉上拉鍊，立刻帶出門。需要時只要帶進房間，拉開拉鍊，放在你想要的任何地方——無論是床架上（我們會把現有床墊搬開）或直接放在地上，隨時可用。

車手一個個大開眼界。這代表他們在家裡也有這套睡眠用品可用，用我向他們示範的睡姿養成睡在上面的習慣，然後我們會把車手的睡眠用品帶上英力士車隊的巴士。這樣一來，等車手結束一天辛苦的訓練返回房間時，知道會有工作人員已經進去放好的睡眠用品在等著他們。他們對寢具組很熟悉，因為已經在上面睡了好幾個禮拜。隔天早晨離開後，工作人員會回房收拾，帶出房間。車手知道，這天晚上他們也會睡在相同的床墊上。英力士車隊抵達每間旅館、開始為車手卸下睡眠用品時，總會招來其他車隊的異樣眼光。不僅是車手，連車隊巴士的工作人員也會睡在他們自己的睡眠用品上。這是從上而下的管理方式，希望每個人都能獲得邊際收益。

威金斯在二〇一二年奪下環法自行車賽冠軍的時候，他的床墊基本上就是幾塊泡棉。二〇一二年的倫敦奧運會，霍伊對五星級飯店的床視若無睹，直接鋪了他自己的睡眠用品睡在地板上。當然，床墊完美貼合了他那與眾不同的身形。他前往倫敦斯特拉特福（Stratford）的選手村去比賽，總共贏得兩面金牌。他把睡眠用品帶上直升機，和他一起載到那裡。

這些運動員和他們的隊友日復一日把身體逼到極限，身體和精神上都需要最好的修復，如果連他們都不必像前文那對年輕夫妻一樣用內含數千顆彈簧的沉重床墊，你又為什麼需要呢？

● 打造你的睡眠用品

雖說稱霸體育界的英力士車隊有能力購買材料，為每個人量身打造專屬產品，但他們並非我提供睡眠用品的唯一對象。我也跟沒有資金資助、靠一般收入過日子的運動員合作，像是打算參加二〇二〇奧運的極限單車運動員，年僅十六至十八歲的他們，唯一資金來源就是他們的父母；或一些業餘自行車愛好者，希望用自行車迷而非職業選手的價位獲得最好的修復。也得讓這些人負擔得起才行。

只要遵循職業運動員遵循的原則，任何人都能打造屬於自己的睡眠用品。當然，我們不會世界各地帶著走——我們需要的會是一個居家版本，理想上是一張特大雙人床，根據預算調整，產地任君選擇，讓夜間睡眠周期發揮其最大功效。

循序漸進

有些零售商聲稱你應該每七年換一次床墊，有些製造商則說他們的床墊能維持十年的壽命。就是這種邏輯，讓我們那對年輕夫妻把花在床墊上的一千五百英鎊換算成「一年只要一百五十英鎊」。但我寧願你每年花一百五十英鎊買新床墊（或每幾年花三百英鎊）這樣連續買十年，也不要你一次砸下一大筆錢。我擔任斯林百蘭集團的全球業務總監和英國睡眠協會會長時，是業界倡導消費者更頻繁更換床墊的人士之一。一張床墊的平均壽命約莫是二十多年，所以製造商和零售商聯合提倡十年更換一次床墊。

（然而，時至今日，這個訊息仍然曖昧不明，因為如果業界要求我們每七到十年更換一次床墊，為什麼要給我們十年保固或終身保固？這樣做全都是要你相信：購買床墊就是要在負擔得起的預算內砸下大錢。）

想想你在床墊上都做些什麼。你在上面做愛，炎夏期間在床墊上沾滿汗水。週末你享受賴床或在床上吃早餐的時候，上面可能留下食物殘渣；如果你有孩子，他們可能在上面跳來跳去，導致各種混亂。有些人甚至讓寵物睡在床上。一張床單相隔之處有那麼多的體液、毛髮和死皮細胞，為什麼你還想把床墊留個十年不放？難道你對污漬有了感情嗎？

傷害不光是表面的。日子久了，床墊品質也會下降。你投資的最新彈簧床將無可避免隨著時間不堪使用。你每晚花八小時左右的時間把全身重量（說不定還有另一半的重量）壓在上面，床墊的功能將會因而劣化。塵蟎也有越來越大的機會在家中累積，我們後面很快會提到。

你可以撇開每十年更換一次的方法，改成一次調整一部分，循序漸進打造自己的睡眠用品。先從主要的核心——床墊開始。你可以拿現有的床墊或買一張更符合你身形（以及另一半的身形）的床墊，大概只會花上兩到三百英鎊，然後在上面加薄墊（以外加的薄墊來說，五到八公分的厚度剛好）。如果你現有的床墊不符合身形，薄墊能幫助改善，比起更換整張床墊只需要少量的花費。如果你的床墊符合身形，加一層薄墊仍有好處，可以提供你更舒適的睡眠。

再來是添購舒適墊。我製作的這些睡眠用品都有能夠拆下來清洗的套子，讓你可以拿去洗掉任何礙眼的污漬，不像市面上大部分的商品都是縫死的。為你的床組添加這項功能，或起碼鋪個保潔墊。你有能力打造屬於你自己獨一無二的客製化睡床，這些東西哪裡買都好，只要符合你的身形就好。

這樣一步一步打造之下，你會覺得比起每十年更換一次睡眠用品，幾年就更換一下其中某些部分沒那麼心疼，因為不會一次花掉一千五百英鎊。先前我們討論的污漬和彈簧劣化等問題變得不那麼重要，因為受影響的只有最上層的薄墊，而我們會頻繁更換。

我為了各種賽事，經常把可攜式睡眠用品和泡棉薄墊送到全世界。我用的慢回彈泡棉可以捲起來打包裝箱，運費不高，因此運動員一旦使用完畢，很可能決定事後不帶回家。這不算拋棄式產品，但比起價值一千五百英鎊的床墊，確實給人這種感覺。運動員如果決定不帶回家，他們可能會捐給慈善機構或當地學校，或繼續帶在身邊周遊各國。

寢具

你使用的寢具最好應該能防蟎抗敏；事實上，無論你過敏與否，所有寢具都應該如此。

塵蟎存活在地毯、衣物和寢具裡；它們喜歡潮濕的環境，以你脫落的皮屑維生。引發過敏反應的並非塵蟎本身，而是它的排泄物。在不合適的環境下，你等於躺在它們成堆的糞便顆粒上。

運動員有時候習慣用嘴巴呼吸，特別是比賽的時候，因為他們想要盡可能吸進大量的氧氣。過敏源在夜間容易影響呼吸，使得用鼻子呼吸格外困難，進而引發用嘴呼吸的併發症（打鼾、睡眠中止症、口乾舌燥），這些都有可能讓人脫離睡眠周期。如果你睡在防蟎抗敏的寢具上——床墊、床包、棉被、被套、羽絨被、羽絨被套、枕頭和枕頭套——這又是一種邊際收益。

你所使用的寢具必須透氣，以免溫度改變引起不適。躺在棉被底下的我們必須保持涼爽，太悶熱會干擾睡眠。我用的寢具以奈米科技設計，使用小於頭髮直徑的超細纖維。枕頭即是利用這種材質，意在保持頭部涼爽。羽絨被必須輕柔透氣，同時提供一定的TOG保暖指數[②]。運動員的可攜式睡眠用品所用的雙層羽絨被，跟你在店裡買到的一樣，兩張羽絨被疊在一起的保暖指數約在十三．五，以應付冬天氣候，或拆開單獨使用，一張的保暖指數是四．五，供夏天使用，另一張的保暖指數則是九．○，供春秋兩季使用。遇到特別暖和的天氣，直接蓋羽絨被的被單即可，這讓你有四種選擇控制體溫，不必一張羽絨被一年四季用到底。畢竟不是所有飯店的室溫都一樣，如果有車手前來反應他的房間有點熱，我們就能拆換羽絨被補救。

床單是乾淨的全白中性色。羽絨被必須夠輕，可以機洗，這也代表功能將發揮得更好。務必採取這個方法打造居家睡眠用品，因為很多人

②譯注：一種隔熱等級，指數從一到十五分，分數越高越保暖。

的羽絨被從未更換過或送乾洗店清洗，導致功能退化或失去保暖指數，這是不可以的。

事實上，說到寢具，乾淨是一大重點。我花了一段時間才鼓起勇氣把我對可攜式睡眠用品的其中一個想法分享給麥特・帕克和英國自行車協會的教練群：我希望能讓車手每天晚上都有剛洗好的乾淨床單可以用。

這個想法背後並沒有特別的科學證據。我只知道，當床鋪上剛洗好的床單，我就會滿心期待想鑽進去。乾淨又涼爽的床單提供了極度舒適的環境，是一上去就立刻覺得放鬆的地方。這是一種心理作用——我可以直接讓大腦關機，迅速在床上入睡，享受一夜好眠。所以，何不每晚都這樣呢？幸好，麥特馬上就明白我的想法，即使這表示他得強行霸佔車隊巴士上原本用來清洗車手車服的洗衣機。

寢具必須是快乾布料，這排除了埃及棉的選項，但由於我們的寢具是用防蟎抗敏的超細纖維製成，所以不成問題。寢具用低溫機洗，幾分鐘內就乾了，車手在山裡訓練了一整天後，幾乎每晚都有乾淨床單可睡。有時候，魔鬼就藏在細節裡。

這在生活當中是非常容易做到的事情。日復一日拆下床單，清洗完再重新鋪床顯然不是很吸引人的差事，但你多久洗一次床單呢？如果是每兩個禮拜，何不改成每個禮拜？只要把現有做法的頻率縮減一半，你會喜歡上這麼做帶來的好處。你會經常享受到剛洗好的乾淨床單，你的床會變成越來越受歡迎的地方。更換床單也是很棒的睡前儀式。

由於R90睡眠法的睡眠用品是以人造纖維所製成，對環境議題較敏感的讀者來說，採取這個方法打造居家的睡眠用品可能會感到有些不自在。事情很簡單，在體育界，我們感興趣的是金牌。獎牌優先，環境其次。不過，這不代表我們對競技場外的周遭環境不屑一顧——我採取各式各樣的方法來減少我對環境的影響。未來的睡眠科學技術可能包括全新發明的充氣床墊，和只需一張床單就能控制體溫的修復室。這顆脆弱星球的命運我們謹記在心。

目前為止，人造材質就是比較好。奈米科技能製作出現有天然材質做不出的超細纖維，透氣度和快乾程度都是不可比擬的。如果你覺得心裡不舒服，或純粹離不開你的埃及棉，那麼請選用紗支數三百左右的寢具，這能提供你最好的天然透氣度。如果你不打算選用有防螨抗敏功能的，可以考慮定期更換枕頭和羽絨被。便宜的枕頭就像床墊一樣，只要符合身形，定期更換，都比你打算用上好幾年的昂貴枕頭來得好。

●上床睡覺

搞清楚每個產品分別對你有什麼幫助是很重要的。但遵循這些指南去打造你自己的居家睡眠用品，再搭配R90睡眠法的其他建議，做對所有與睡眠相關的事情後，將會徹底改變你身心修復的狀況。

可攜式睡眠用品在巡迴賽期間對英力士車隊的影響相當可觀。過去你會看見車手成群在外閒晃，拖拖拉拉不肯睡覺（也許在按摩，或討論戰術），如今他們會整頓好一切所需，然後直接回房。

他們知道自己在山間騎了兩百公里、筋疲力盡之後，能夠上樓以胎兒睡姿窩進屬於自己的睡眠用品，透過鼻子輕柔呼吸，逐漸陷入睡眠周期。

只要正確打造屬於自己的居家睡眠用品，你也可以擁有這份信心。不必再盲目經歷這段過程，就像本章開頭的那對年輕夫妻，不必再翻來覆去尋找舒服的睡姿，不必再一下子仰睡，一下子趴睡，一下子側睡。

你心裡有底，知道自己會爬上床，翻到非慣用手的那一邊，以胎兒睡姿側躺，閉上眼睛，透過鼻腔呼吸，然後……沉沉睡去。

睡眠用品

聰明睡眠的七個步驟

1. 試著用胎兒睡姿，躺在非慣用手的那一側（左撇子往右側睡，右撇子往左側睡）。

2. 對床墊進行檢測，弄清楚符合你身形的床墊躺起來是什麼感覺，也為另一半如法泡製。

3. 循序漸進：與其一次砸一千英鎊買床墊用上七年，倒不如七年內花五百英鎊買兩次。盡量考慮使用表面可以定期清洗和更換的床墊。

4. 無論你是否有過敏的毛病，請使用防蟎抗敏且透氣的寢具，防止任何影響睡眠的潛在障礙，並調整室溫。

5. 尺寸很重要——盡量買越大的床墊越好。特大雙人床是一對伴侶應該考慮的最小尺寸，所謂的雙人床是給一個人睡的。

6. 別瞎買！請利用銷售員給的資訊來界定哪些床墊在你的預算之內，但請利用你在本章學到的知識去做最後決定。

7. 切記床墊和床墊預算配比的重要性：你大可把百分之百的預算全花在床墊上，因為床架實際上只是個裝飾品。

07 修復室——睡眠環境

羅伊・賴斯（Roy Race）無疑是有史以來最著名的虛構足球員（在漫畫中）。所以，當我獲邀前去為梅爾切斯特漫遊者隊（Melchester Rovers）講講睡眠的事時，在場的羅伊請我去他家看看他的睡眠環境，我就開心地答應了。誰能對大名鼎鼎的「漫遊者羅伊」（Roy of the Rovers）說不呢？

羅伊家跟典型足球員的家沒什麼不同：保全系統和監視器多得足以讓美國陸軍諾克斯堡基地自慚形穢。車道上的跑車、壯觀的大門，以及眾多由室內設計師擺滿訂製家具和投資藝術品的房間。每個房間都有最新的平面電視和音響設備，前衛的科技產品也四處可見。一般人可能很容易對此指指點點，但我認為頂尖職業足球員日進斗金，每天得應付大量干擾和壓力，他們為何不能好好享受呢？

我直接切入正題，請羅伊帶我去看他的臥室。足球員老說更衣室是神聖不可侵犯的地方，那臥室又是如何呢？允許我進臥室的人幾乎都會請我評估環境——這個他們花費大多數脆弱時光（睡覺）和親密時光（與另一半共度）的地方。

臥室顯然精心打掃過。沒人希望留下壞印象（比方說，內褲丟在地板上，或床鋪凌亂不堪），所以我絕對看不到這個地方每天真正的模樣，但看得也夠多，足以做出評估。

我馬上注意到床邊那台超大電視，只要按下按鈕就會自動滑出並豎起螢幕，連同一些看起來昂貴的立體環繞音響，能讓人在床上享受完整的電影體驗。「你真該用這玩意兒看《玩命關頭》。」羅伊大笑著說。

那裡也有一支電動搖桿，臥室其他地方同樣擺滿高科技產品。手機座充、筆電、平板隨處可見，床邊還有一台過濾飲水機，至於床的本身——尺寸是特別訂做的，連一般的特大雙人床都相形見絀——對羅伊和他的太太來說，算夠寬敞了。他太太是一名模特兒，一看就是明顯的消瘦型，羅伊則是標準的運動型。我仔細查看床墊，昂貴的特厚馬毛彈簧床墊，外加西伯利亞鵝絨被，這些能讓他們整晚暖烘烘。

說到這裡，我注意到臥室很溫暖，便查看起牆上電子面板的溫度，高達二十五度。「這裡一向設定在這個溫度嗎？」我問。

「喔，沒錯。」羅伊說。「我太太喜歡晚上這裡溫暖舒適。」

床頭放置成堆的蓬鬆枕頭。窗戶邊的遠端遙控窗簾確實有模有樣，但闔上時透了一點光。牆面看起來堅固可靠，安裝了一層絕佳的隔音材質，牆上的雙層玻璃窗緊閉著。我同時查看了臥室和廁所的門，發現零星的光線會從門縫底下透出。

我細細欣賞起臥室裡時髦的裝潢配色，那些掛在牆上引人注目的鮮豔藝術品，以及他的每一頂英格蘭球帽。這時，賴斯太太從門邊探頭進來。「想喝點什麼嗎？」她問道。參觀屋子裡的其他地方（進一步認識案主在臥室外的生活方式）向來是個好主意，但開口要求總有種愛管閒事之嫌，所以這樣明明白白的邀請可謂求之不得。

我跟隨賴斯夫妻離開臥室，來到極度現代風的廚房，任何想得到的廚房電器應有盡有，包括一台高級義式濃縮咖啡機。「真漂亮。」我說。

「我每天早上喜歡在晨訓前喝一杯雙份濃縮咖啡，」羅伊說：「讓我一整天充滿活力。要來一杯嗎？」我想到除了這杯咖啡外，還有他攝取的咖啡因補充劑和在球隊咀嚼的口香糖。

「單份就好。謝了，羅伊。」

● 聖殿

羅伊・賴斯絕對不是足球員當中的異類，不只在那些世界頂尖運動員之中不特別，即使在一般人當中，他也不算異類。

儘管英超足球員可能砸大錢弄出這樣一間臥室來破壞自己的睡眠，但家財萬貫並非成因。隨便走進一名奧運選手的半獨立式別墅，我也可以看到他們用比較省錢的方式來阻礙睡眠：可攜式電視的待機指示燈、床邊插座上的手機充電器、薄而透光的窗簾、床頭櫃上的瓶裝水、塞滿經典驚悚片和恐怖片的書架。

你或許不明白這些因素會如何影響睡眠，但如果拿第一章我們坐在營火邊的無人島與你的臥室相比，就看得出來現在的睡眠環境遠遠稱不上理想。

曾經，臥室（bedroom）正如字面上的意思：有一張床（bed），幾件家具，像是衣櫃、抽屜櫃、床頭櫃，或許還有梳妝台或書桌。孩子可能把玩具放在臥室裡，有些臥室裡可能有一堆書，當然也還有鬧鐘和檯燈。但，科技改變了一切：首先是臥室裡的電視，如今還有眾多能讓我們在舒服的床鋪上看電影、聽音樂、在社群媒體上交流及玩電動的裝置。臥室不再是用來睡覺的房間，而是變成家中的第二間客廳。

對某些人來說，這是生活中再自然不過的事實。青少年向來把他們的臥室打造成父母勿近的聖殿，窩在裡頭沉溺於個人消遣（但願還有寫功課）。住校或在外與人合宿的大學生必須將就在自己的單人房裡讀書、睡覺，和享受私人休息時間。事實上，許多二十多歲、甚至三十多歲的人在事業剛起步時會繼續與人合住，從財務角度考量，這樣做十分合理。但現在我們看到這股趨勢在人們邁入四十歲後仍然持續，他們有份好工作，收入也不錯，但買屋和租屋市場的房價失控地急遽高漲，尤其是像倫敦和紐約等大都市。

如同邊際收益訓練法一樣，我們在前往睡眠的路上，也必須竭盡所能移除所有潛在障礙。如果辦不到（我想羅伊．賴斯不會輕易放棄在床上看《玩命關頭》的享受），那最起碼得學習控制障礙帶來的衝擊。

我們已經準備好臥室裡最重要的東西——睡眠用品；但如果臥室裡的環境完全不對，打造再適合的睡眠用品也於事無補。如果想從R90睡眠法獲得最大效益，我們的臥室必須成為睡眠的聖殿，一個身心的修復室。

●廢話少說

二〇〇四年，我和英格蘭足球隊一起前往葡萄牙參加歐洲盃足球錦標賽。我之所以陪同前往，是因為我知道自己能對他們飯店房間做的事，會遠遠大過我對他們住家環境所能發揮的影響。

球隊在整個賽事期間都將待在同一家飯店，所以他們不必勞頓奔波，不必像幾年後我和自行車隊合作時那樣，每晚適應新環境。這是球員能夠待在同一個環境裡修復身心的大好機會：球隊經理斯文・約蘭・艾瑞克森（Sven-Göran Eriksson）和醫生雷夫・史瓦德（Leif Sward）同意我提早前往里斯本安排各項事宜。

我們帶了自己製作的「床」——媒體興高采烈地這樣報導。事實上，這種鋪在床墊上的訂製減壓薄墊就是我那睡眠用品的前身，而當時，薄墊不如現在那麼容易取得。我們把飯店房間當成一塊空白畫布，為球員勾勒出完美的睡眠環境。

我在打造這些房間時，足球協會也卯足全力保護睡在房裡那些球員的隱私。那支英格蘭球隊可謂眾星雲集，隊上有貝克漢、杰拉德（Steven Gerrard）和年輕的韋恩・魯尼（Wayne Rooney），球隊經理斯文本身也是八卦小報追逐的對象。因此，他們運來了九公尺高的杉樹，種植在飯店四周，不讓狗仔拍到半張照片。

除了新床和大樹以外，還有自動販賣機、廚師以及為了滿足不同飲食要求的各式食物——我從未見過這樣的排場，飯店員工也不例外。但這個地方令人興奮：這支眾星雲集的球隊確實有機會在比賽中表現出色，而有能力控制睡眠環境是最實在的邊際收益了。

如今，各家足球隊都很認真看待這個概念。皇家馬德里隊的每位球員在位於高級住宅區的訓練中心皆有一間公寓，只有球員能用自己的指紋解鎖進出，並且配有高規格的浴室、床鋪和電視。曼徹斯特城隊也採取類似的方法，新建了耗資兩億英鎊的訓練中心，為球員打造屬於他們的房間。奢華程度雖然比不上皇家馬德里隊，但修復的重點從來不在於五星級的設施，但願到目前為止我已經說得很清楚。運動科學主任山姆．艾里斯博士（Sam Erith）帶我來到這棟最先進的訓練中心提供修復諮詢，房間裡的所有配套都能讓花時間待在裡面的球員獲得最大回報。

提供這種住處有很多好處，其中之一是讓球員在訓練期間的空檔有地方休息，而最主要的好處則是，管控球員們在主場比賽開打前夕的睡眠環境（或是去客場比賽前，如果他們與附近球隊比賽的話，例如當地的死對頭曼徹斯特聯隊），並且把比賽當天的干擾減至最低程度。比賽前一晚，曼徹斯特城隊的球員會在訓練中心的房間過夜，這樣他們一起床就是全員到場，準備享用早餐，並且為比賽進行暖身。他們不必從別的地方移動到訓練中心來，也就沒有遲到的風險。也因為不是飯店的房間，所以無須擔心飯店員工或房客對環境造成影響。一切都在球隊的掌控中。

在主場比賽結束後的夜晚，那些房間也很有用。等球員參加完記者會，洗澡更衣，聽工作人員總結比賽情況後（可能是和經理聊一下或讓按摩師幫他按摩），他不必拖著疲憊身軀在半夜開車回家，面臨那晚睡眠周期減少的窘境。他只要直接前往訓練中心的房間，把睡前儀式做過一遍，就可以直接在那裡入睡，好好修復身心。

我們可以在家中效仿曼徹斯特城隊和皇家馬德里隊的經驗。儘管他們的指紋辨識科技令大多數人望塵莫及，但我們起碼可以從空白畫布開始，意思是把你目前臥室裡的所有東西清空。要是你對這件事充滿幹勁，可以照字面上的意思實際去做，但在腦中想像也一樣有用。

空殼

這間空房不再是一間臥室，也不是客廳的延伸。從現在開始，這裡是你的**身心修復室**。

我的第一個建議是把整個房間漆成白色，牆上什麼也別掛。我們不希望臥室裡大膽的色彩設計或牆面上的畫提供任何潛在刺激，裝潢簡單、乾淨、素雅即可。

接下來，我們要注意臥室裡的窗簾或百葉窗，因為你得用它們來控制影響晝夜節律的其中一項關鍵因素——光線。我們在黑暗中才會分泌褪黑激素，所以修復室必須避免像街燈之類的環境燈光。黑得伸手不見五指是最有效的方法；眼罩可能導致不適、影響睡眠，並不理想。如果窗簾的邊緣會透光，或過於薄透，更換新窗簾才是明智的選擇。遮光捲簾的價錢相對低廉，甚至還有更便宜的替代方案：你可以在晚上用膠帶把窗簾貼死，或用魔鬼氈把易拆卸的遮光布料固定在窗戶上。環法自行車賽期間，我們把黑色大垃圾袋貼在窗戶上，到了早晨輕鬆就能拆除。

當然，早晨我們需要陽光，所以你在固定的起床時間醒來後，立刻拉開窗簾讓體內開始分泌血清素是很重要的。如果夏天時陽光透進屋內，你很可能發現自己在清晨五點醒來，而非在固定的七點起床。一片漆黑能幫助你控制這個情況。

溫度控制

除了明暗，溫度是接著得下工夫的最重要因子，好讓我們能夠與晝夜節律同步，進入睡眠狀態。人體希望移到比較涼爽（但不寒冷）的環境，就像第一章圍坐在營火邊那樣，所以理想來說，讓臥室維持在攝氏十六至十八度得以讓這個過程自然發生。當然，每個人對溫度的感受不盡相同（對某些人而言，十八度聽起來有點像露宿在外的感覺），所以請找出相較屋內其他地方涼爽且適合你（和另一半）的溫度。如果你有高級的供暖系統，可以設定在相應的溫度，但對多數人而言，你只需要在睡前一個鐘頭打開窗戶，或關掉臥室的暖氣，讓屋內其他地方的暖氣繼續運轉即可。無論溫度幾度，由暖至涼是不變的準則。

放進必需品

不用說，第一樣放回修復室的東西就是你的睡眠用品，連同特定幾種類型的鬧鐘（這點不久後會談到），這就是唯二你真的需要帶回臥室的重要用品。別的東西以修復角度來看都是不必要的。

可以的話，把衣服、衣櫃和抽屜櫃——任何與睡眠無關的東西——

都移到別處。然而，這對多數人而言並不實際，這些東西最後不得不回到臥室裡。「必需品」的定義也因人而異：例如，對學生來說，必需品代表書桌和工作區域，如果你有選擇的餘地，讀書、工作等活動最好避免在修復室裡進行。

如果你是把辦公桌放在臥室裡的在家工作者，最好在餐桌工作或至少離開臥室，避免你把修復室和工作聯想在一起。如果臥室裡有塞滿驚悚小說和恐怖小說的書櫃，想想你在睡前看見那些書的時候會多麼刺激大腦，你不會聯想到平靜和放鬆。

夜裡帶進臥室的瓶裝水看起來普通且無害，但你為什麼會需要水呢？如果半夜口渴醒來，很可能是因為你用嘴巴而不是用鼻子呼吸；假如半夜會起床上廁所，則可能是你在就寢前攝取過多水分。在床邊放一瓶水等於在你腦中植入了喝水的念頭。

你應該讓自己對這間臥室產生的唯一聯想就是睡眠。

科技入侵

你的修復室需要鬧鐘（一盞晨光喚醒燈是最理想的），而不是你的手機。任何電子產品都是不必要的。

晨光喚醒燈會在鬧鐘響起的三十分鐘前，以仿日光的方式循序漸進把你喚醒。這類產品不僅適用於患有季節性情緒失調（Seasonal Affective Disorder，簡稱ＳＡＤ）的人，也適合任何想要模擬日出好讓自己自然甦醒的人。晨光喚醒燈能提高人的警覺性、認知能力和體能表現，並改善情緒和幸福感[1]。冬天時，這能促成直接下床和按下貪睡按鈕的差別——這是在一片漆黑的臥室裡，把你喚醒、促使你打開窗簾讓自然光流瀉而入的最有效辦法。

這類科技產品不必買特別貴的，基本型號就行了，飛利浦或Lumie這些知名品牌皆有販售。如果你負擔不起，用的是一般鬧鐘，那麼請選擇可以關掉螢幕照明的那種，別讓燈光在夜裡干擾你。（如果你選擇的是指針型鬧鐘，請確保鬧鐘不會發出讓你睡不著的滴答聲。）

在這裡，光線是關鍵。假如臥室裡到處放滿電子產品，就算隔絕掉外面所有人造光也沒有意義。一旦你把電視和電子裝置帶回臥室，就等於帶進光源。離睡覺時間越來越近時，你的睡前儀式應該包括減少使用電子產品。萬一你真的戒不掉看電視、用筆電或在床上玩電動，為了你的身心修復著想，請至少做到一件事：確實做到關閉裝置，而非只是按下待機鍵。電子產品的待機指示燈就像穿透大腦松果體的雷射光，會妨礙褪黑激素分泌。

不過，夜裡殺傷力最大的科技產品是手機。根據英國通訊管理局 Ofcom 的調查顯示，每十個智慧型手機用戶當中，就有四個人半夜被手機吵醒後，在床上繼續使用手機[2]。此外，就算已經關靜音，手機發出的人造光又是另一個問題。如果你無法阻止自己在睡前使用手機，請試試我們在第五章討論過的，利用「停用電子產品時間」一步步去除這個習慣。最起碼在你睡覺的時候把手機拿開，放在另一個房間、放在抽屜裡，或完全關機。你會因此而真的錯過什麼嗎？即使最狂熱的社交媒體使用者也沒辦法在睡夢中發文的吧。

保持整潔！

職業自行車手是很敏感的一群人——確切來說，是對周遭環境很敏感的一群人。他們必須如此，畢竟如果不小心感染病菌，對他們的表現可能會造成嚴重後果。每晚在他們抵達飯店前，我們會進房間加裝高效濾網（High Efficiency Particulate Air，簡稱ＨＥＰＡ），過濾空氣中有害的懸浮微粒。接著，我們會用手持吸塵器和抗菌清潔產品把所有的家具擦拭一遍，確保連飯店清潔人員不容易清潔到的隱密角落也沒有放過。如我先前說過的，環法自行車賽是個競爭激烈的世界。

就算你不必達到這種極端乾淨的程度，保持修復室的整潔仍是值得追求的目標。誰不喜歡呼吸乾淨的空氣呢？這會讓你的潛意識放心知道，你準備進入一個乾淨的環境入睡，效果就和乾淨床單差不多。塵蟎存活在地毯和寢具裡，所以如果你有過敏體質，不會發出任何聲音或光線的高效濾網可以幫助你每晚進入深層睡眠，是很值得的投資。

零雜物的環境同樣有其好處。雖然俗話說：「如果凌亂的桌面代表一個人的腦袋混亂，那空蕩的桌面代表什麼呢？」但在睡前把所有想法都下載完畢的空空腦袋是就寢前的好徵兆。就算「零雜物」對於某些人只是代表把衣服堆在地上「正確」的地方，但那也比衣物散落一地、床上堆滿東西來得好，因為雜亂的景象可能會刺激大腦。

噪音管制

噪音是把我們從淺眠狀態喚醒的一大原因。一個人如果在淺眠階段聽到自己的名字，或關門聲夠大的話，就容易被吵醒。適當的隔音處理是隔絕外在噪音的好方法，例如雙層玻璃窗。不幸的是，住在租屋處的人通常對此束手無策。更不幸的是那些住在地板和牆壁隔音極差的平房或公寓裡的人（你能聽見鄰居半夜醒來的各種聲音）。

這種情況下想要做隔音處理要價不菲，所以耳塞是多數人的最佳解方。耳塞雖然有一定程度的功效，但引起的不適感可能會干擾睡眠。

也有所謂助眠的噪音。韋恩．魯尼在二〇〇六年出版的自傳中承認，他也必須聽吸塵器或吹風機的聲音入睡。這個例子並沒有乍聽之下那麼離奇，有人發現冷氣機的嗡嗡聲或車流的低沉轟隆聲（如果他們住在路邊的話）有其必要。這是一種「白噪音」。白噪音掩蓋了周遭各種大大小小的噪音，防止像韋恩．魯尼這類淺眠的人被吵醒。你可以下載白噪音在臥室裡播放，我相信，吸塵器或吹風機的製造商可能不建議你整晚使用他們的產品。

安全感

除了控制晝夜節律和溫度變化外，修復室最該扮演的角色就是提供安全感。我們在修復室需要感覺安全、放鬆，才能輕易入睡，安穩休息。我們即將進入最脆弱的狀態，因此降低周遭帶給你的恐懼和焦慮就至關重要。

安全感的概念能夠以各種形式達成。方法可能是鎖上家中所有門窗當作睡前儀式的一部分；也可以是更私人的方法，例如把心愛之人的照片擺在床邊，或帶上一件最喜歡的舒適毛毯。無論你需要什麼都歡迎，只要能讓自己擁有那份安全感，大腦便能關閉「警戒」狀態，安心進入理想的睡眠周期。我們把這個方法用在頂尖運動員身上。假如運動員需要心愛的泰迪熊才能入睡的話，我們一定會帶著。不管是什麼，只要那樣東西能提供他們進入睡眠狀態的安全環境。

修復室

聰明睡眠的七個步驟

1. 可以的話，你的臥室不應該是客廳的延伸，請把臥室重新命名為你的「身心修復室」。
2. 清空你的臥室（就算只是在腦中想像），只帶回與休息、放鬆和修復身心相關的必需品。
3. 讓你的臥室黑不見光，免得外來燈光干擾睡眠。
4. 把你的臥室變成比家中其他地方更涼爽（但不寒冷）的環境。
5. 讓自己在臥室裡覺得安全——在床頭放上最喜歡的泰迪熊、心愛之人的照片，或仔細檢查門窗上鎖與否都有幫助。
6. 裝潢素雅，保持整潔，避免任何可能刺激大腦的東西（像是鮮豔的畫作或引發強烈情緒感受的書籍）。
7. 請節制在臥室使用電子產品的頻率；晚上睡覺時，請統統關機，而你的手機要嘛離開房間，要嘛至少離開視線（記得關靜音）。

第二部

實踐R90睡眠法

08 贏在起跑點——善用你的R90睡眠修復法

二〇一六年三月，三十組完整的睡眠用品一一打包上船，裝在尺寸比一張彈簧床小得多的箱子裡，橫渡大西洋前往里約參加奧運。這些運動員要到八月才會正式開賽，但做為全世界最大運動賽事之一的奧運，保全措施滴水不漏，該準備的文書資料也有如山高：運往選手村的每樣東西都必須經過審核批准，未經批准扛著一輛全新的場地車（track bike）前往參賽是沒有意義的。

我們為了這件事忙了一整年。坦白說，里約當地的機關混亂不堪，我們沒能獲得太多資訊。但我們至少知道了運動員住處的床會是什麼模樣：單人床（針對高個子運動員，有提供加長三十公分的尺寸）；而床墊硬若磐石。此外，我們知道那裡的天氣非常炎熱，也得知冷氣不是房間的標準配備。幸好後來有移動式冷氣來彌補。

我們的船員在前一年的八月出海，他們說大海已經被汙染到不可置信的程度。但無論奧運會在籌備過程中出現多少差錯，最後似乎總能化險為夷，里約奧運也不例外；他們會在最後一刻搞定一切。

此外，還有其他問題：禁藥醜聞、行政機關的政治危機和感染茲卡病毒（Zika virus）的隱憂。我們無法掌控這些事，只能致力於可以掌控的部分，而改善睡眠環境就是我的職責。我們也無法掌控其他隊伍和他們正在進行的計畫；但花費了數月、顧及各方面的準備工作，意謂著我們已經盡一切可能讓自己獲得贏在起跑點的機會。

● 睡眠修復計畫表

善用R90睡眠法的七項關鍵指標，我們也能贏在起跑點。我們的日子不再是由上班、在家、玩樂和不確定的睡眠時間組成，而是拆成一個個九十分鐘的周期，藉此打造出活動和修復之間的平衡。

固定的起床時間提供你建構一天作息的基石。左圖中，起床時間是早上六點半，但你可以選擇適合自己的固定起床時間。只要以九十分鐘的周期往回計算你的就寢時間即可。以圖中的時間為例，若想睡滿理想的五個周期，你得在晚上十一點前就寢。如果萬不得已，你可以往後挪到凌晨十二點半，或更晚的凌晨兩點就寢。別擔心睡眠**不足**，因為這只是七個夜晚當中的一晚。九十分鐘的睡前儀式和起床儀式，加上精心安排的修復室和量身打造的睡眠用品，都會幫助你獲得最好的睡眠品質。你會每隔九十分鐘稍作休息，即使只是出去走走、不使用電子產品、上洗手間或喝杯水。另外你還有兩次小睡的機會，一次是中午三十分鐘或

利用R90睡眠法在早上六點半起床的一日作息表

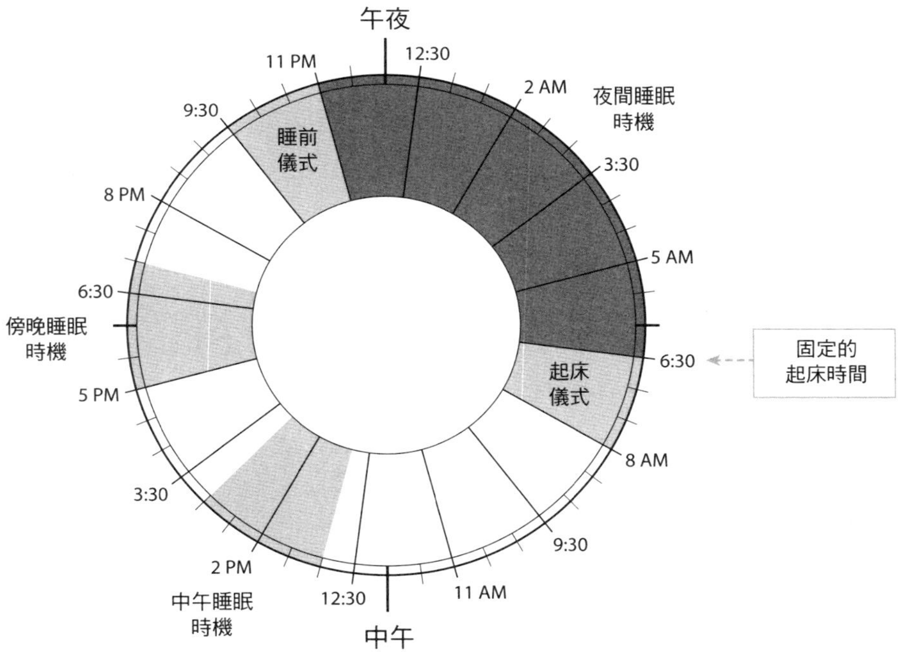

九十分鐘的管制修復期，另一次是傍晚三十分鐘的管制修復期。這些都在你的掌控之中。

接著，你把每日成果放在一段較長的時間下檢視，當成是每週行程表的一部分。你會知道，如果你是一天需要五個睡眠周期的類型，理想上，一週最好睡滿三十五個周期。二十八個周期還算可以接受，但再少你可能就是在勉強自己了——這是一種潛在的危險警訊。你可以寫下非常簡單的日誌，只記錄可測量的數據。

在這一週（見左表），朝九晚五的上班族潔斯盡力達到了三十個周期，理想的睡眠量是三十五個周期。週六只睡了兩個周期的她，在週日固定的早上六點半起床時，必定會感覺到後遺症，但她聰明地解決了這種情況：她醒來吃過早餐後，出門散步，接著回家癱在沙發上追她最喜歡的電視劇。少了工作的干擾，她趁中午拉上修復室的遮光窗簾，設定鬧鐘，在睡眠用品上享受了九十分鐘的管制修復期。

潔斯的睡眠日誌

	活動	睡眠周期
星期一	熬夜準備報告	管制修復期： 夜晚：4
星期二	下班與朋友吃消夜	管制修復期：1（中午30分鐘） 夜晚：4
星期三	上健身房	管制修復期：1（中午30分鐘） 夜晚：4
星期四	卡蘿離職聚餐	管制修復期：1（傍晚30分鐘） 夜晚：3
星期五		管制修復期： 夜晚：5
星期六	家庭聚會！	管制修復期：1（傍晚30分鐘） 夜晚：2
星期日	看九點的電影	管制修復期：1（中午90分鐘） 夜晚：4

這週她有四次達到五個周期的理想睡眠量，同時確保自己在睡眠周期較少的隔天晚上有睡滿她的理想周期。如果我與潔斯合作，她的日誌裡沒有太令我擔心的地方，但萬一她過了那週開始覺得狀況不太好或有點累，她可以借助睡眠計畫表來理解原因，並考慮在下週做些改變。藉由查看這張表，她會找出哪些是可以調整的時間，以便獲得更多睡眠周期。對潔斯來說，上健身房是她主要的運動方式，所以這段時間沒辦法動；而誰又想在玩得正開心的時候離開聚會現場呢？不過，或許她可以考慮取消星期天晚上的電影，或下次看早一點的場次，並找到方法規律利用管制修復期。

知道自己有能力用這種方法改善睡眠讓人覺得充滿自主權。你擁有可測量的數據，可據此做出調整來改善情緒和表現。開始預先查看未來一週的作息，分配你的休息時段，估算你將獲得的周期量。這樣夠不夠？能不能在哪裡獲得額外的管制修復期呢？計畫趕不上變化，臨時的社交機會和工作要求經常出其不意發生，但你可以靈活變通。你能挪動睡覺時間，加入管制修復期，善用每九十分鐘一次的片刻休息，曬太陽或使用仿日光檯燈讓自己保持領先。你正在提早做準備，讓自己掌控全局。

那些沒有利用R90睡眠法贏在起跑點的人，仍對自己的身心修復抱著隨便的態度，懵懵懂懂地得過且過。他們覺得疲倦，知道自己睡不夠，但又能怎麼辦呢？他們沒有判斷自己睡了多少的實際方法，也沒有睡眠用品和為自己量身打造的修復室以獲得良好的睡眠品質。他們可能會設鬧鐘讓自己在床上躺久一點；可能會比平常更早睡；可能會在辦公桌前或下班回家的電車上打盹……但背後缺乏一套策略。他們沒有改善日常生活的工具，所以一路跌跌撞撞，採取直覺上看似正確的行動（認為「需要更多休息」等於「睡得更久」），事實上卻適得其反。改變起床時間、太早上床睡覺，這些都沒有幫助，所以別再這麼做了。如果你需要更多休息時間，請用更聰明的方式睡覺。

●健康飲食、規律運動——以及好好修復

根據全世界的政府、醫師和健康組織灌輸給我們的資料，健康的生活方式由均衡飲食和充足運動組成。二〇一三年，美國心臟協會為了降低心血管疾病的風險，提供了一份飲食和生活方式的相關指南。其中包括關於食物攝取量和運動量的詳細建議，以及提醒世人抽菸和喝酒的危險[1]。世界衛生組織於二〇〇四年提出的「全球飲食、身體活動及健康策略」（Global Strategy on Diet, Physical Activity and Health）就是為了解決像癌症、肥胖症和第二型糖尿病等非傳染性疾病的眾多措施之一。

這些公開指南及世界各地無數的宣導都是很好的建議，立意良善，但有一點要注意：關於睡眠的部分在哪裡？既然睡眠和心血管疾病之間的關係已經得到證實[2]，加上越來越多的研究顯示睡眠對癌症、肥胖症和

糖尿病的影響，把睡眠納入其中難道不是很合理的事嗎？

睡眠修復應該納入健康生活指南的第三部分。我每天看見那些實行R90睡眠法的人所獲得的好處，就跟注意飲食和運動的效果同樣強大，但也唯有配合良好的飲食和運動，才能真正享受這些好處。如果你吃得不好，不肯運動，問題可就大了；良好的飲食和運動習慣會改善你的睡眠品質。透過這樣三管齊下，更將大幅改善你的生活品質。

不用說，與我合作的運動員個個身材健壯，根據個人需求進行特別的飲食管理；而這些運動員之中，往往是精英中的精英對修復投入得最為積極。

我在九〇年代剛加入曼聯的時候，年輕的吉格斯是最先對我正在做的事真正表現出興趣的球員之一。雖然當時他還不是現今足球世界裡眾所周知的瑜伽愛好者，但他是很好的例子，證明了有求知欲和對新想法的開放態度能帶來怎樣的成就，並讓他能在一般球員退休很久之後，仍持續參與一級賽事。

你在所有一流的運動員身上都能看見這樣的特質。我從皇家馬德里隊的加雷斯・貝爾（Gareth Bale）和C羅，以及威金斯和霍伊身上都看到了。我在一些尚未出名的年輕新秀身上也看到了。如果你認真看待飲食和運動，也一直讀到現在，相信你也同樣享有這樣的特質。

飲食

如果說R90睡眠法是解決睡眠問題的一種革命性方法，那適當的飲食搭配休息就是再傳統不過的方法。你可能早就已經在做了：盡量廣泛攝取新鮮食物，避免化學加工食品，當心食物過敏，尤其要控制鹽分、糖類（睡得不好，你的身體會渴望吃糖）、卡路里和咖啡因的攝取量。這些全是經過證實的好習慣。

攝取適量水分也很重要。每個人的情況不同，你整天的活動量也有所影響，因此別盲目地一天灌下兩公升的水，只因為這是健康組織的最新建議。運動員可不這麼做，他們知道食物內含水分，尤其是攝取大量蔬菜的飲食方式，所以他們會視情況調整。這不是什麼艱深的科學，只要聆聽你的身體，口渴時按時喝水，尤其是在運動過後。當我們越接近睡覺時間，控制水分的攝取量就變得越重要。若喝太多，你可能會在半夜醒來。

色胺酸是一項必要胺基酸，在雞肉、火雞肉、起司、魚、香蕉、牛奶和堅果等等富含蛋白質的食物中可以找到。我們的身體拿色胺酸來製作血清素和後續的褪黑激素，所以請務必在飲食中大量攝取色胺酸。

體育界現在最熱門的實驗性健康食品是蒙莫朗西櫻桃（Montmorency tart cherry）。這不是你在超市找得到的那種櫻桃，不過值得找來試試。蒙莫朗西櫻桃主要種植在美國，以果乾或果汁的形式在網路或健康食品店販售。諾桑比亞大學的格林．豪森教授（Glyn Howatson）做過許多研究顯示，蒙莫朗西櫻桃有益於激烈運動後的修復。其中一項研究證實，蒙莫朗西櫻桃能增加褪黑激素的濃度，「幫助健康男女改善睡眠品質和睡眠量，也可能有益於解決淺眠的情況[3]」。

你應該盡量在理想睡覺時間的兩個周期（或三個周期）前吃完一天中的最後一餐，消夜也應該在就寢前的九十分鐘以前，也就是睡前儀式開始前吃完。「太晚」吃東西的意思是，你吃東西的時間太接近就寢時間。如果你在晚上九點吃晚餐，而起床時間是早上六點半，那麼請把原本十一點的睡覺時間往後挪一個周期，改成十二點半。只要情況在掌控中，就沒有所謂太晚的困擾，只不過太晚進食的習慣可能會干擾你的晝夜節律。

我們的身體喜歡規律與和諧。你的晝夜節律同樣受吃飯時間影響，所以三餐定時也能幫助你維持固定的起床時間，就從早餐開始吧。記住，所謂的健康飲食不見得是要你吃些助眠的食物（但絕對表示要避免那些妨礙你睡眠的食物），而是要結合運動和良好的睡眠習慣，讓你天天覺得處於最佳狀態。

運動

對很多人來說，睡眠好像本來就是日常生活的一部分，不過我與運動員合作時，反而更容易把「運動」視為理所當然，畢竟，運動是他們的工作。

我們已經討論過，把某些運動納入睡前儀式或起床儀式的重要性。你的身體因此得以開始新的一天，並為睡眠時間做更充分的準備。另外，奧瑞岡州立大學的一項研究顯示，每週從事一百五十分鐘的中強度運動，睡眠品質可提升六十五%[4]。不過，你大概不需要這些研究來告訴你運動的好處。白天運動過後，我們往往容易拖著累得剛剛好的身軀鑽進睡眠用品，就這樣沉沉睡去。

健身房文化在西方社會已經發展了二、三十年之久。在英國，光是二〇一五年，加入健身房會員的人數就增加了四十四%。我參加過的許多運動及健身研討會總是擠滿了在跳跳床上狂跳、猛踩健身車的人。他們正熱切找尋有什麼新的健身用品或運動技巧，來達到更完美的身材。這種熱愛健身房的現象實在很棒，但不是每個人都喜歡——也不必如此。

有些人就是與健身房合不來。他們寧願做瑜伽或皮拉提斯，或到戶外做各式各樣的活動，從慢跑、騎自行車、游泳，到形形色色的運動課程（天氣許可時也包括瑜伽和皮拉提斯）。這些同樣是很棒的選擇，尤其是待在戶外能讓我們享受愉悅的陽光（如果是白天的話）。

有些人維持健康的動力是玩某項運動。想當然爾，職業運動員都落在這個陣營。他們可能喜歡以踢足球為職業，但並不見得喜歡做相關的訓練和健身。我們經常看見退休的足球員或休賽期間的拳擊手因為放慢作息而胖了幾公斤。對另外一些人而言，維持健康的動力是打高爾夫球，或園藝工作，或天天溜狗散步，甚至是用騎腳踏車來取代搭公車通勤上班。

重點在於，每個人都應該找些事情動一動。運動的另一個好處是，我們可以利用運動時間讓大腦休息一下，在跑步機上跑步或在泳池游泳時神遊一番，如果可以趁機拋開電子產品更好。手機不是非得離開視線不可，萬一你需要用它記錄跑步的進度，或你在Strava上的登山王排名（King of Mountain）[3]，只要調成「請勿打擾」模式暫時與外在世界隔離就夠了。

不過，最好不要在接近就寢時間做任何激烈運動，原因在於你需要時間讓隨之激增的腎上腺素和心跳速率緩和下來。如果你想突破個人最

③譯注：一款自行車app，其中一個功能是登山王排名。你能在一段爬坡路線中，列出你在該路段的騎乘時間及排名，用來做為自己的實力評估以及與其他騎士較勁。

佳紀錄，更要注意晝夜節律——在運動界和自行車界，世界紀錄大多是在下午和傍晚打破的。

運動後的修復至關重要。修復期間需要考慮的事情包括，適時補充水分和能量，以及輔以營養品和蒙莫朗西櫻桃這類的實驗性健康食品。做完激烈運動如果有手腳和關節疼痛的問題，睡眠用品的舒適度就格外重要。床墊必須提供足夠的彈性，避免加劇任何導致你無法入睡的疼痛，或讓你在隔天早上覺得更糟。在那天晚上睡足理想的周期數，同時善用管制修復期，也是很好的主意。

在美國，我與健身專家麥可．托雷斯（Michael Torres）合作，他的公司 SHIFT Performance 是人類運動表現（human performance）產業的先驅。誠如他所說：「這些年來，我個人對修復的看法拓展不少，從結合按摩療法一直到監控睡眠、壓力和運動表現，最近則是大量投入到睡眠的領域。」

「修復的影響力無遠弗屆。我們已經知道修復不該排除在訓練環節外，它是訓練計畫的一部份。這就是未來趨勢。」

● 電子夢

你正好在鬧鐘響起前醒來。你起床、關掉鬧鐘，打開遮光窗簾。今天天氣很好。你到浴室淨空膀胱，接著走進廚房做早餐。你在戶外用餐，一邊聆聽鳥鳴，一邊感覺自己在陽光的沐浴下逐漸甦醒。你沖了個澡，準備出門上班。你覺得精神飽滿，等不及要展開新的一天。你拿起手機，檢查睡眠APP想看看昨晚睡得如何——上面說你的睡眠品質很糟，睡得太淺，深層睡眠不足。這一天在APP的眼中簡直是一場失敗。

可攜式健康追蹤器記錄了像行走步數、卡路里消耗量和活動類型等等的數據，是一個持續成長的龐大市場。據估計，二〇一九年市值超過五十億美金（二〇一四年的市值約為二十億美金）[5]。Fitbit和Jawbone的商品已經是許多人耳熟能詳的名字，而隨著蘋果電腦等公司帶著他們的智慧手錶加入戰局，人們像現在這樣積極尋求數據去證明自己健康狀態的行為，可謂前所未見。這些追蹤器連同智慧型手機裡的眾多APP，都宣稱可以測量睡眠品質。

應用運動員的表現數據是現代體壇非常重要的一環，由Whoop（專為運動員量身打造追蹤器的一間美國公司）等品牌製造的可攜式追蹤器也有參與其中，尤其在訓練過度時會警示潛在的傷害。運動員偶爾會抱怨，因為他們覺得這些數據不完全受自己掌控，但一般都能接受這是工作的一部分。

然而，說到追蹤睡眠數據，情況就有點複雜了。職業運動員理直氣壯地認為，離開訓練中心後的生活是屬於自己的時間，因此容易抗拒睡眠遭到監控。頂尖運動員邀自己的男友或女友來家中過夜導致晚睡時，他們會認為那是自己的私事，跟球隊或教練沒有關係。那是屬於他們的私人時間，要是處理不當，運動員可能會認為雇主企圖控制他們。你或許不太能同理他們的處境，畢竟這些頂尖運動員賺那麼多錢，但如果你的老闆要求你戴上手環，好讓他們可以監控你每晚起床做什麼，你做何感想？這件事可能比你想像得更切身相關，因為健康追蹤器的數據已經在法律訴訟上使用過了。

我與球隊合作的時候，我們會要求運動員在一段特定的時間內戴上追蹤器，然後由「我們」收集數據，而非運動員。我們不希望任何基於數據產生的疑慮是清早入侵他們腦中的第一件事，就像你不希望起床時讓任何數據破壞心情。接下來，我們利用那些數據提供運動員實用的建議，協助他們增進日常修復的程序。用法與運動數據相同，我們利用穿戴裝置去尋找睡眠習慣中的危險訊號。如果有跡象顯示出健康風險，例如球員練習過頭、超出體力負荷，或有尚未確診的睡眠呼吸中止症，我們就能稍加介入。我不是為了扮演老大哥的角色而監視他們。

許多居家穿戴裝置和APP的問題在於，它們靠加速規（accelerometer）來取得數據，那基本上就是一種捕捉動作的儀器，翻身頻率高代表淺眠，沒有動靜代表睡得很沉。穿戴裝置起碼可以保證所有的動作都是你造成的，但你刻意擺在床邊的手機APP就沒那麼精準了。如果你的床邊人來攪局，APP會記錄下來。如果你的狗跳上床——請別告訴我你和寵物共用你的修復室——APP也會做記錄。

APP最有潛力的用途是拿來做為教育工具。我曾經協助南安普頓足球隊更新他們給球員和工作人員的APP，在球隊調查表增加一些新的內容，以便對球員的修復習慣做出更精確的評估，並提供量身打造的實用建議，以改善他們的現有做法。

就某些方面來說，穿戴裝置和睡眠監控科技算是有點用處，因為至少讓大眾討論起睡眠的話題、意識到這件事，也認識一點點與睡眠各階段有關的知識，了解深層睡眠的重要性。不過事實上，一旦新鮮感消退了，穿戴裝置所提供的訊息鮮少真正影響人們的生活，大家也就漸漸不再使用了。如果你起床時神清氣爽，準備展開新的一天，ＡＰＰ卻說你睡得不好，你到底該相信誰呢？

唯有睡眠多項生理檢查（polysomnogram）——綜合監測腦波活動、眼球運動和肌肉運動等項目——能精確記錄睡眠周期內的各個睡眠階段，不過這些儀器當然也比較複雜，不僅測量活動，也包括心跳速率和體溫。一個名為 Zeo 的頭帶裝置能測量大腦電波，號稱能更精確地測量各個睡眠階段，但市面上已經不再販售。

其實很簡單，儘管這項科技**可能**可以提供你一些參考依據，去了解自己睡得好不好，但如果你真的想做些有把握的事來改善睡眠品質，把錢投資在本書提過的一些產品上，可能是更好的選擇。替你的睡眠用品升級，購買晨光喚醒燈、遮光窗簾，或把檯燈換成紅色燈泡，都是更值得花錢投資的選項。與其使用監測睡眠的ＡＰＰ，下載冥想ＡＰＰ絕對能夠讓你的時間更花在刀口上。

三管齊下

每次我在思考睡眠、飲食和運動三者之間的關係時，總會回想起一個義大利家庭圍坐在橄欖園外一張餐桌邊的畫面：艷陽高照，桌上擺滿新鮮蔬果、一瓶紅酒、幾塊起司和剛出爐的麵包。數代同堂，從小孩子一直到坐在主桌的老人，那歷經風吹日曬的身軀仍舊敏捷，活力十足，一邊倒酒，一邊和兒孫說說笑笑。你覺得，他等會兒在樹蔭下打盹時睡得好不好呢？

這裡不見健身房的蹤影，也沒有震耳欲聾的音樂和刺眼的閃光燈。只有一個家庭在自己的家裡做著簡單的事。但無論你是住在鄉間的半獨棟房屋、二十樓的公寓或市區的高樓大廈，不管你是朝九晚五的上班族，或在建築工地幹活的工人都不打緊，這種美好的畫面，**任何人**都能打造屬於自己的版本。你可以找到適合的運動和休閒活動。你可以擁有健康均衡的飲食，但不必變得患得患失——心血來潮的時候，你還是能來塊蛋糕或來杯紅酒。你能把Ｒ９０睡眠法納入生活，讓自己充分修復，善用每一天。只要做對了，你會感到煥然一新。

09 與敵人共枕——睡眠的疑難雜症

春意盎然。時鐘不久將要調快一小時以符合夏令時間。瑞貝卡[1]最近把起床時間提早至清晨五點，量身打造屬於自己的Ｒ９０睡眠法。更驚人的是，她準備展開每晚三個周期的睡眠作息。

瑞貝卡初次找上門的那時，她過得很辛苦。她在高壓的銀行業工作，但由於住在只要走路就能到公司的地方，所以早上有辦法先去一趟健身房，積極展開新的一天，結束後再去上班。後來，她的公司搬到城裡的另一頭，通勤時間多了好幾倍，她便不再去健身房，因為沒有時間。

瑞貝卡向來淺眠，半夜總是醒來好幾次，因為患有氣喘和過敏，呼吸也成問題。自有記憶以來，她就一直是這樣。過去那種從健身房展開、充滿活力的美好一天消失後，她開始覺得生活越來越糟：疲倦易怒、情緒低落、失去動力，日益依賴咖啡因和含糖點心才能勉強撐過一天。接下來，她開始難以入睡，半夜醒來的次數變多，疲倦易怒、情緒低落、失去動力的情況也變得更嚴重，形成惡性循環。

她花了幾個小時在網路上研究自己的症狀，看了醫生，甚至去專門的診所就診，但都診斷不出有什麼毛病，也沒有為她的日常生活提供任何實用建議。她試過花草茶、泡澡和一些助眠方法，然後是安眠藥，但統統沒有效。最後，她的另一半移到沙發上睡，直到她把問題解決為止。

她剛開始與我聯絡時，我請她填寫我的R90睡眠概況調查表，讓我知道受試者日常生活的全貌——他們在何時都做些什麼，及其原因。這份調查表裡不是一堆複選題，不會詢問你「半夜醒來後，多久才入睡：十五分鐘、三十分鐘、四十五分鐘、六十分鐘或更久？」老實說，誰有辦法回答如此精確的問題呢？反之，我只問些能夠答覆明確的問題，通常是是非題。你知道什麼是晝夜節律嗎？你知道你的睡眠時型嗎？你會不會經常在半夜醒來？她也寄來了家中床墊和睡眠環境的照片。即使是照片，多數人仍像第七章的賴斯夫婦一樣，確保自己的臥室看起來乾淨整潔。

我立刻發現到，她有一間寬敞的臥室，但卻只擺了一張標準雙人床。「妳有想過換一張大一點的床嗎？」我問道。她睡在一張純天然材質的獨立筒床墊上。「何不添購些防蟎抗敏的寢具來改善妳的氣喘？」她很快熟悉睡眠周期和晝夜節律的概念，開始覺得信心大增。接下來，我們利用這些知識來改善她的生活。

她把助眠用品統統收起來。她習慣早上六點起床準備上班，「順利的話」在晚上十點就寢。不過由於她是晨型人，夏天也快到了，天亮時間比較早，所以我們把她的固定起床時間設在早上五點。太陽差不多在那個時候升起，晨型人隨之起床沒有壞處。接著，我們以九十分鐘為一周期往回推算，來找適合的就寢時間，分別是凌晨三點半、凌晨兩點、晚上十二點半和晚上十一點。至於晚上九點半為什麼行不通，這是由於一旦換成夏令時間，到了晚上九點半天仍是亮的，而晝夜節律和睡眠壓力稍晚才會到達高峰。如果她需要五個周期，可以利用管制修復期來彌補，不然她的起床時間就得改到早上六點半。

她又可以上健身房，順利展開新的一天。她採用屬於自己的R90睡眠法，四處採買打造自己的睡眠用品，並設法改善睡眠環境。她工作時開始覺得更有精神，也更能掌控情勢。她以晚上十一點的睡眠時間為目標，每到那時她已相當疲倦，也能順利入睡，但仍會在半夜醒來。她有沒有想過，睡滿八小時的概念可能不適合她？與其躺在床上翻來覆去，說不定她就像環遊世界的水手，或雅虎執行長梅麗莎．梅爾那一類的人，需要的睡眠量比多數人來得少？

順利調整好新的起床時間後，她很驚訝我建議她開始在晚上十二點半的時間上床睡覺。**只睡三個周期？**

限制睡眠

每當與我合作的人告訴我他們在半夜醒來時，我都將之視為一種警訊。我不管你是醒來五分鐘或一個鐘頭，我希望你半夜完全不要醒來。

在討論睡眠修復關鍵指標時，我們提到的內容大多解釋了如何盡可能清除所有障礙，以便在夜晚順利度過各個睡眠周期。我們在本書討論到壓力和煩惱可能導致失眠，如何擴大看待時間框架（看一週而非一天），以及明白我們能在清醒時做哪些調整來幫助解決失眠問題。

當我們遇到睡眠問題時，R90睡眠法的九十分鐘周期提供了讓我們得以自行利用的睡眠多項生理檢查。如果半夜時，我們在一個周期的開端或結束時醒來（查看時鐘就能證實），那我們很清楚，要是醒來之後不打算馬上倒頭繼續睡的話，可以爬下床做些睡前儀式的相關活動，等待下一個周期的到來。我們可以思考一下可能是什麼把我們喚醒了。如果是想上廁所，是不是前一天喝太多水了？攝取過多咖啡因？最近有什麼壓力嗎？我們不是盲目瞎猜，而是做些非常簡單的自我診斷。

如果在周期中途醒來，我們也能下床，準備好在下一次周期開始時入睡。一切都在掌控中。如果我們在固定起床時間前最後那次周期的中途醒來，大可在床上休息到鬧鐘響起，再展開新的一天。如果半夜醒來只是偶發事件，我們可以把就寢時間往後挪一個周期，享受一覺到天亮而非斷斷續續的睡眠。如果睡眠問題仍一再發生，則可以改而實施限制睡眠。

限制睡眠乍聽之下違背直覺。如果你有睡眠問題，一整天都覺得疲倦不堪，限制睡眠怎麼會有幫助？但事實上，這個做法的出發點非常簡單：如果你睡得不夠卻躺在床上努力想睡睡不著，倒不如直接砍掉正在浪費的時間，**有效利用**在床上的這段時間。

以瑞貝卡的例子而言，她的目標是在晚上十一點就寢，早上五點起床，但她仍會在半夜醒來，難以入眠。我們把她的就寢時間移到十二點半，看她適應得如何。

最大的睡眠障礙往往是心理因素。我們多年來盲目接受「人類每晚應該在床上睡滿八小時」的觀念，一時之間很難訓練大腦接受「四個半小時的睡眠時間已經足夠」。但什麼情況比較有益呢：連續睡上三個周期，其中包含了大部分重要的睡眠階段（別忘了，如果睡得不夠，你的大腦會優先處理快速動眼期），還是斷斷續續睡上八小時，多數時候睡得很淺？

瑞貝卡可能覺得撐到半夜很難，她會自然而然覺得疲倦，渴望早點入睡，但忍住睡意對她至關重要。做些輕度運動，像是散散步，呼吸新鮮空氣能幫助她打起精神，撐過睡意。持續做些動態的活動很重要，所以她不應該整晚坐在沙發上看電視。一如既往，起床時間是固定的。

她白天可能覺得疲倦。重要的是盡量把睡前儀式和起床儀式做好做滿（理想上是九十分鐘），必要時善用管制修復期和每九十分鐘一次的片刻休息，並在這些時間內盡可能獲得越多陽光越好，這能振奮精神，調節生理時鐘。

有了R90睡眠法，我們看待睡眠不再只是以一個晚上為單位，而是一連七天的作息表。假設七天後，她仍有睡眠問題，我們可以再減少一個周期，把就寢時間改到凌晨兩點。這聽起來或許不可思議，但你一定要明白我不是要她永遠這樣做，這只是重新安排睡眠模式的有效方法——先根據你最有效率的睡眠時數把睡眠量減至最低，再從頭打造起。

假設凌晨兩點到五點的睡眠模式最終對瑞貝卡奏效，她也會開始看見其他好處。當她倒頭進入夢鄉（在睡眠需求最強烈時）完整睡了兩個周期後，可能很快發現自己不再需要耳塞了，因為她不是處在那個容易被吵醒的淺眠狀態。她甚至可能會發現她像環遊世界的水手一樣屬於睡眠時間短的那群人——這類人只佔全世界人口的一%。

這個做法能給她心理上的支持，讓她知道自己可以擁有三小時不受干擾的睡眠。如果你是每晚熟睡五個周期的那種人，這對你可能意義不大，但對於多年來一直睡不好的某些人而言，卻是一次重要的起始點。我們會讓她繼續以這個模式睡上七天，追蹤狀況，再把就寢時間調回凌晨十二點半。或者，如果在實行這項做法的期間，她開始在下班後去健身房幫助自己傍晚撐得更久，我們可能會把她的起床時間改成早上六點半。健身是很正面的活動。她改變了作息，找到傍晚上健身房的時間，因為如今就寢時間延後，她也開始一覺到天亮，不再時常於半夜醒來。

她可以維持這套作息七天，假設真的有效，那我們就看看再往回挪的狀況如何，這麼一來她便換成有四個周期的睡眠量。晚上十一點到早上五點（或凌晨十二點半到早上六點半），也就是每晚六個小時——突然間，這聽起來沒那麼糟糕了。以前她不知道自己睡了多少，也不知道自己真正需要多少睡眠，但現在她慢慢看清真相了。

限制睡眠不是一蹴可幾的過程，所以，來找我的人如果進行限制睡眠時，因為某一晚一覺到天亮，就把就寢時間提早十五分鐘，如果沒有一覺到天亮，就把就寢時間挪後十五分鐘，這總是讓我很氣餒。以我的經驗，這樣做太沒有計畫性了，會給自己增添過多壓力，參與者會覺得自己彷彿陷入一場殘酷的電動遊戲：想過下一關的話，你今晚最好一覺到天亮；如果失敗了，就得回到上一關。

面對睡眠問題時，重點在於別把「一夜定生死」的想法看得太重。這也是為什麼我只看每週的總睡眠周期，並且一再宣導睡眠修復計畫表的原因。因為指望所有問題在一夜之間解決並不合理。在進行限制睡眠時，拿掉這些條件限制，並且持續以七天（而非一天）這個較大的樣本數實行，我們就能建立信心，清楚知道一個晚上不過是眾多夜晚之一，知道這是一個逐漸改變作息的過程，而不是一場賞罰分明的考驗。

●失眠

失眠是睡眠問題之始，是談到睡眠問題時，多數人想到的第一件事。在一本關於睡眠的書中，這麼晚才首度看見這兩個字實在很不可思議。

事實上，失眠是用來描述各種睡眠問題的統稱，患者可能難以入睡，也可能是容易在半夜醒來，進而傷害到清醒時的工作能力。我在業界的尊師，也是英國睡眠協會的前任顧問克里斯·伊茲科夫斯基教授曾說：「失眠是過度興奮引起的。在這種狀態下，人的大腦純粹就是太興奮了而無法入睡[2]。」

對某些人而言，可能是有段時間因為壓力大，例如喪親或工作遇到困境，導致他們短期失眠。對另一些人而言，則是長期的慢性失眠，這是很嚴重的情況，可能沒有明顯的成因，也可能是其他問題的徵兆，例如焦慮症和憂鬱症。

我有一名同事患有慢性失眠。他一天能睡上一個鐘頭就算幸運。他患病初期，身體會直接在大白天倒下，在任何地方說睡就睡，即使是大街上。這對他簡直是惡夢一場。但現在他已經適應了，儘管睡眠量沒有增加，但處理失眠的能力已經有所改善。我們的身體和大腦的適應力非常強。如今他能夠善用時間，在一天內做完兩天份的工作，與不同時區的人合作時尤其方便。我們把一個叫 Zeo 的睡眠追蹤裝置用在他身上、監控他的腦波時，偵測到與睡眠階段有關的活動……而當時的他正在忙著發送電子郵件。依我看，這表示他半夜醒著的時候，大腦可能以某種形式在休息，不過他的診斷結果簡單得多：追蹤裝置壞了。

對於這種慢性失眠或可能與心理健康狀況有關的疾病，我有一個非常簡單的建議：看醫生。遇到這種情況時，有必要接受臨床診斷和醫療照護。然而，對於那些遭受其他失眠困擾的人而言（我比較喜歡把這種情況想成難以入睡或半夜容易醒來的問題），Ｒ９０睡眠法是有效的工具。睡眠前後的儀式、固定的起床時間、與生理時鐘步調一致、妥善打理睡眠環境，以及規律休息片刻和運動全都幫得上忙；而限制睡眠的做法不僅我在使用，世界各地的診所和健保機構也在使用。倘若不成功，那就去看醫生吧。不過有鑒於醫護人員的工作量，他們八成只會簡單替你開立幫助睡眠的處方——而那可能是造成你麻煩的開端。

安眠藥不管用

體育界充滿壓力和腎上腺素，加上使用（和過度使用）咖啡因的傳統，因此與我合作過的眾多球隊都有服用安眠藥的文化，也就不足為奇了。畢竟，潮起之後必定有潮落。

二〇一四年，全球安眠藥市場市值是五百八十一億美金，預計二〇二〇年將高達八百零八億美金[3]。美國一份報告指出，美國十八到二十四歲的成年人服用安眠藥的人數約有九百萬，從一九九八年到二〇〇六年之間成長了三倍[4]。

濫用安眠藥是非常危險的，許多人因為佐沛眠（zolpidem）被送進急診室。佐沛眠是安眠藥的有效成分（一種能影響神經系統、引發睡意的藥物），二〇〇五年到二〇一〇年間，醫院使用量幾乎成長了兩倍的美國最熱銷安眠藥安必恩（Ambien），裡頭也含有這成分。安眠藥可能使人上癮，導致記憶力衰退和夢遊，在某些極端案例中，人們醒來時發現自己在夢遊開車，有些結局則相當慘烈；藥效停留在人體的時間可能比你預期得還久，到隔天仍會影響平衡感、警覺度和反應時間[5]，從這個角度來看，安眠藥絕對稱不上是表現增強劑。

二〇一二年的一項研究得出安眠藥和死亡及癌症之間的關聯。報告指稱，即使是服用少量的安眠藥，但是「相較於沒有服用安眠藥的人，死亡的危險性仍然大幅提升[6]」。所以，冒這些風險值得嗎？一項針對Z藥物（一種含有佐沛眠的安眠藥）的研究報告指出，與安慰劑相比，受試者服用此藥後，入睡時間僅僅快了二十分鐘[7]。

藥物不是解決長期睡眠問題的答案。安眠藥可以有效幫助因為遭逢不幸或類似的創傷事件所引起的短期失眠，英國國民保健署建議將其用於四個禮拜內的治療。然而，拉夫堡大學睡眠研究中心的凱文・摩根教授（Kevin Morgan）說：「多數的臨床失眠皆為慢性疾病，所以這些藥物的服用時間大多比應有時間更長。」

話說回來，何必使用處方藥呢？許多安眠藥無須處方箋就能在網路上輕鬆買到，這表示選擇快速自我診斷睡眠狀況的那些人，正在使用藥效強大、有上癮風險，卻不受醫療專業人員監督的安眠藥。二〇一三年，英國睡眠協會發佈的英國就寢時間報告（Great British Bedtime

Report）顯示，雖然全國有十分之一的人因為睡眠問題諮詢過醫生，但服用安眠藥的人數卻是這個的三倍。

這裡有個非常簡單的建議：停止服用安眠藥。立刻停止。除非你被診斷出睡眠或心理健康的疾病，而這些藥物是必要療程，否則安眠藥對你沒有好處。不僅容易上癮，它也可能變成一種不必要的睡前儀式，使用者會習慣在睡前吃一顆，並且相信自己少了安眠藥睡不著。當他們覺得自己過度依賴、想擺脫這個精神寄託時，就會焦慮，被各種無濟於事的胡思亂想搞得夜不成眠，因而加深了自己需要安眠藥的想法。

我最早受球隊指派的幾項任務之一，就是協助運動員戒除安眠藥。球隊醫生八成已經努力過，醫囑卻被當成耳邊風。但醫生知道安眠藥正在造成傷害。「我需要安眠藥，我在比賽前一晚或比賽結束後常睡不著。」可能是球員會有的回答。

「那就別費事了。」我說：「睡不著就找別的方法休息。冥想、觀看你以前比賽時的精彩片段。利用時間做點其他事。」

觀看自己比賽的精彩片段，可以稍微減輕害他們失眠的焦慮情緒，讓他們對即將到來的比賽充滿自信。史蒂夫．芮德葛瑞夫（Steve Redgrave）比賽前無法入睡時，他並不擔心。他仍會出賽，胸有成竹地划賽艇，先完成比賽，賽後再休息。

如果你有難以入睡的問題，何不如法泡製，做些能帶來信心、讓你感覺更好的事？你或許沒有個人精彩片段可以觀賞，但肯定有辦法在腦中重播某個讓你充滿自信的事件，這絕對比一直煩惱自己睡不著來得好。從床上爬起來，做些與睡前儀式類似的事（冥想、用耳機聽放鬆音樂），看看你能不能盡量在下一次睡眠周期的開端入睡（也就是說，如果你在凌晨一點睡不著，而起床時間是早上六點半的話，下一次自然入睡的時間點就是凌晨兩點或三點半）。掌控局勢，主動出擊來解決。

本章開頭的瑞貝卡企圖服用非處方安眠藥來解決問題，該產品二〇一五年在英國的銷售額為四千四百萬英鎊[8]。非處方安眠藥通常以抗組織胺做為有效成分，單獨使用效果有限。安慰劑效應——**我吃了安眠藥，所以我對睡眠的焦慮感減少了**——倒是十分強大，這在許多強效處方藥的試驗中都可以看見。而且，很多人都不會記得，自己在服用安眠藥的頭一、兩晚，除了吃安眠藥，還另外做了哪些措施，例如，他們意識到自己需要吃藥來幫助入睡後，可能會戒除生活中的一些壞習慣，像是喝酒、晚歸，甚至減少一整天的咖啡因攝取量。他們可能這樣做了一、兩個晚上，因而睡得比較好，但到頭來，一旦他們又恢復往常的生活習慣，安眠藥就會露出真面目——它不過只是暫時的安慰劑。沒錯，短暫的安慰劑仍會有點用處，當然也不會比強效處方藥帶來更多問題，但是如果你希望看見更穩定的成效，R90睡眠法對睡眠的幫助比任何藥物都來得長久。

● 時差

有一次，我晚上九點從伯明罕機場起飛，飛往澳洲（途中在杜拜轉機）。在飛機上我吃了一餐，看了一部電影，然後按下按鈕把座位往後倒下變成一張平躺的床（商務艙是出差工作的好處之一）。剩下的航程我都在睡，最後於杜拜當地時間早上七點降落。我在那裡待了一天，與住在杜拜的朋友安迪・歐德農[9]見面。我們共進晚餐，接著我回到機場準備搭乘凌晨兩點飛往雪梨的航班。在飛機上待了十三個小時，中間睡了幾個鐘頭後，終於在傍晚降落。隨後我抵達飯店，吃了點東西，休息一會兒，然後為隔天設定鬧鐘、上床睡覺，因為隔天得在早上十一點抵達電視台。我按照慣例進行睡前儀式。儘管我才剛跨越了好幾個時區，但那晚我睡得很好。

到了早上，我覺得精神飽滿，當然不可能達到百分之百精力充沛，畢竟飛了很長一段時間，總有一點殘留的疲倦感（長途旅行本身很累人，尤其是在狹窄空間裡待了好幾個小時，有時很難分辨是時差的後遺症，還是空間壓迫的影響）。我準時抵達電視台時，工作人員正在拍攝。我也開始準備拍攝材料，一切都很好……直到我在攝影機前完全「當機」。在拍第三次鏡頭的時候，我甚至說不出話。周遭變得混亂模糊，不像現實世界該有的正常模樣。我無法撐著拍完，所以，飛過了大半個地球來上這電視節目的我，卻不得不先返回飯店調整狀態。怎麼會發生這種事？

跨越時區快速往東或往西進行長距離的旅行時，我們的晝夜節律和新環境的日夜交替難以維持一致，於是出現時差的症狀。人類的演化程度尚未趕上噴射引擎的發明。

睡眠中斷（難以入睡和半夜容易醒來）以及白天疲勞程度加劇，都是時差的常見症狀。生理時鐘還在適應外界時間，於是我們會在錯誤的時間進入警醒或疲倦的狀態。事實上，即使大腦主要的生理時鐘已經適應了日夜交替的時間，由主要時鐘控制、在每個細胞和器官裡個別運作的小時鐘也都必須重新校準，於是這又讓情況變得更複雜。

你飛得越遠，時差越大，受到的影響也越嚴重。根據粗略的經驗法則，每一小時的時差約需要一天的時間調整，但不同人受到影響的程度也不盡相同。當我們帶一行三十人的球隊飛往東亞參加季前資格賽時，所有人都遵循了相同的健康管理措施，使用相同的睡眠干預措施，一半的球員可能在抵達隔天就能好好踢球，另外一半卻疲憊不堪。事實是，我們雖然可以採取一些手段，做好準備面對時差，卻不能保證一定會倖免於難。就像在前往澳洲的航程中，我享受了商務艙的豪華待遇，比擠在經濟艙更能準時入睡、也睡得更好，我已經把所有與睡眠相關的經驗都派上用場，然而我還是被時差擊垮了。

那些剛度完長假的人很可能體會過時差的折磨：時差會擾亂假期的開端，也可能對返家後重新投入的日常生活產生影響。度假時，那些症狀儘管惱人，但如果我們正在海灘上放鬆，就不會造成太多問題。然而，對搭飛機出差或度假完返回工作崗位的人來說，傷害就大得多，必須盡快解決這些症狀。

可想而知，治療時差最有效的方法就是時間。里約奧運的運動員不可能在比賽前一天才飛到那裡，二〇一四年參加巴西世界盃的足球隊也不是在第一場比賽前一天才抵達當地。他們飛到目的地後，有充裕的時間把晝夜節律調整成當地的日夜交替時間。如果你出差開會時能提前飛過去，或在假期結束後能休息一、兩天再進公司將很有幫助，但現代企業的種種規定，以及我們對於年假出遊的重視，往往不會允許這種情況發生。

諸如ＮＢＡ和美國國家美式足球聯盟這類的體育聯盟，球隊通常得飛過美國境內的眾多時區才能參加比賽（洛杉磯和紐約之間的時差為三小時），於是時差就成為東西岸球隊決勝負的一大關鍵因素。比起像奧運和世界盃這種四年一次的賽事，國內聯賽的出賽頻率要高得多，當時間對他們不利，他們就必須採取其他措施來應對。

有些航空公司擁有自家的時差ＡＰＰ或線上顧問，這些都有幫助，但一如既往，光線是我們最有效的武器。我們能在飛行前後及飛行期間利用光線來重置生理時鐘，減輕時差帶來的影響。坐飛機前採取簡單的前置準備工作增加適應力，能讓你有個好的開始。比方說，從紐約飛往倫敦，表示往東飛五個時區（提前五個小時），那麼你就必須把生理時鐘**往前調**，以符合目的地的時區。一般來說，往東比往西更艱難，因此往東飛行時，我推薦這幾個特別的準備工作：你可以在出發的幾天前開始，把每天的起床時間和就寢時間往前挪，於清晨早點接觸光線（無論是自然光或使用仿日光檯燈）；到了夜晚則要避免光線，並且提早就寢。

同樣的邏輯也適用於回程（從倫敦飛回紐約）。往西飛行表示你可以在傍晚時利用一小時的光照保持清醒，以便把就寢時間和隔天早上的起床時間往後挪，讓你上飛機前更貼近目的地的時間。

當你在飛機上時，請配合目的地的晝夜來使用光線。雖然你無法把仿日光檯燈裝進隨身行李，但你可以使用 Human Charger，這是一種減緩時差的輔助產品，可以透過耳道為你提供光線，而且看起來就像在聽音樂，完全不會引人注目。

我們能靠暴露在光線下來適應新時區，也能靠避免光線來達到這目的。請根據目的地的晝夜時間，來避免飛機上的光線，如果飛機外陽光普照，請盡量拉上遮光板，使用眼罩甚至是墨鏡也行，雖然你可能會引來其餘乘客的奇怪目光（除非搭的是頭等艙，那麼他們只會假設你是名人）。

到達目的地後，你可以繼續調整時差，每天逐步把時間調快或調慢、使用墨鏡、待在室內並關上所有的燈避免光線，然後在正確的時間曬太陽。儘管這時，你可能發現直接適應當地白天的時間更實際。如果到了當地睡不著，半夜醒過來，請避免從事任何會接觸到強光的活動。同樣的，白天時，記得確保自己獲得足夠的日照，避免整天在全黑的環境裡睡覺。做過一些準備工作後，時差造成的影響應該不至於太嚴重或持續太久。

如果飛機降落後，你必須直接前往會議或活動現場，無法逐步調整生理時鐘，此時光線就特別有幫助。光線有提振精神的效果，所以我們可以利用仿日光裝置幫助我們度過重要活動，或者你也可以攝取適量的咖啡因，即便活動結束後立刻累得睡著也沒關係。比起攝取過量的咖啡因或服用安眠藥，光線是打敗時差更有效的天然武器。此外，請好好照顧自己，在飛機上多喝水、別喝酒，這也很重要，因為酒精不會真的有助於你的睡眠。

二〇一五年，國際航空運輸協會（IATA）發布的結果顯示，全球客運量一年增長了六・五%，因此我們對飛行的需求肯定不會消失。就算你是常坐飛機的旅客，只要採取一些步驟找到對你有用的方法，時差就不見得會影響到你的表現。如果在旅行途中能夠妥善照顧自己，降落隔天精神奕奕返回公司也絕非無稽之談。

有些建議聽起來很耳熟，那是因為解決時差問題的方法與我們每天利用陽光重置生理時鐘的做法非常相似，也是夜型人日常生活中用來減輕社交時差的手段。無論是否打算長途旅行，光線都是每天用來控制睡眠周期的最佳辦法。

●夜班

一想到輪班工作的人，你可能會聯想到值夜班的工廠員工、醫院裡的醫師和護理師，甚至是酒吧員工這種常有變動的工作型態。但電子產品的誕生和熬夜加班的文化讓每個人偶爾都得挑燈夜戰。

我曾與一位花大把時間在網路上熬夜玩高賭注牌局的職業撲克牌玩家合作。多數人不會立刻意識到，但這也是一種夜班的型態。這些人的工作使得白天的家庭生活困難重重，所以他們所面臨的困境，其實就和醫師、護理師或工廠工人一樣，那就是，如何應對與生理時鐘完全相反的生活作息。

如我們在第一章談過的，長期與生理時鐘作對會產生嚴重的後果。牛津大學睡眠與晝夜節律神經科學研究所所長羅素．福斯特教授曾說：

輪班工作者睡眠中斷的情況可能引發許多問題，包括免疫力下降、罹癌機率升高，冠狀動脈心臟病的風險增加，甚至是第二型糖尿病這種新陳代謝異常的疾病。

值夜班時，當身體出於本能想要分泌褪黑激素讓你進入睡眠狀態時，你卻錯過了驅力與需求都達到高峰的睡眠時機。等你早上返家，旭日東昇，睡眠壓力正高的時候，你的睡眠驅力卻開始下降，想獲得如同夜晚的睡眠品質就沒那麼容易了。回去看看第一章的晝夜節律圖就會知道，你身體各方面的機能自然而然希望與太陽的起落和諧一致，而值夜班肯定是背道而馳。

值夜班就像面對時差，處理時我們必須有效地把生理時鐘重設到你所身處的新時區。有了R90睡眠法，我們可以利用仿日光檯燈和晨光喚醒燈，以及眾多的睡眠時機——夜間、中午和傍晚的管制修復期、九十分鐘一次的片刻休息、睡前儀式和起床儀式——去適應我們新的時間表。對夜型人而言，這項改變顯然比較輕鬆。

因此，值完夜班於早上返家時，千萬別直接倒頭就睡。白天工作的人絕對不會在這時候睡覺。相反的，回家後應該吃個飯（如果我們真的想把時間調整到晚上，這一餐就是傳統的晚餐，而不是早餐），把這段時間當成「傍晚」。如果你有孩子，可以在他們上學前花點時間陪他們，甚至送他們到學校，這樣你白天才不會完全脫離家庭生活。

如果你沒有孩子，大可像平時的傍晚一樣放鬆休息，看電視，讀本書（早上八點來杯紅酒可能有點不恰當），在目標就寢時間的九十分鐘前開始你的睡前儀式。這時候，遮蔽所有光線甚至比夜晚時做這件事更重要。你必須像吸血鬼一樣，讓睡眠的環境黑不見光，可能的話，把進行睡前儀式的房間弄暗，好讓你的身體覺得夜幕已經降臨。

白天睡覺時，善用中午（下午一點到三點）和傍晚（下午五點到七點）的兩次管制修復期是很重要的。中午尤其重要，因為此時你的睡眠驅力正處高峰，與凌晨兩點到三點那段時間相似。如果你能在中午十二點半就寢，這樣不但容易入睡，也能善用到這段時間。白天要睡滿五個周期很困難，睡眠中斷十分常見，但從中午起睡四個周期到下午六點半，可以讓你利用到傍晚的這個時段。

夜班工作者睡滿五個周期的作息表

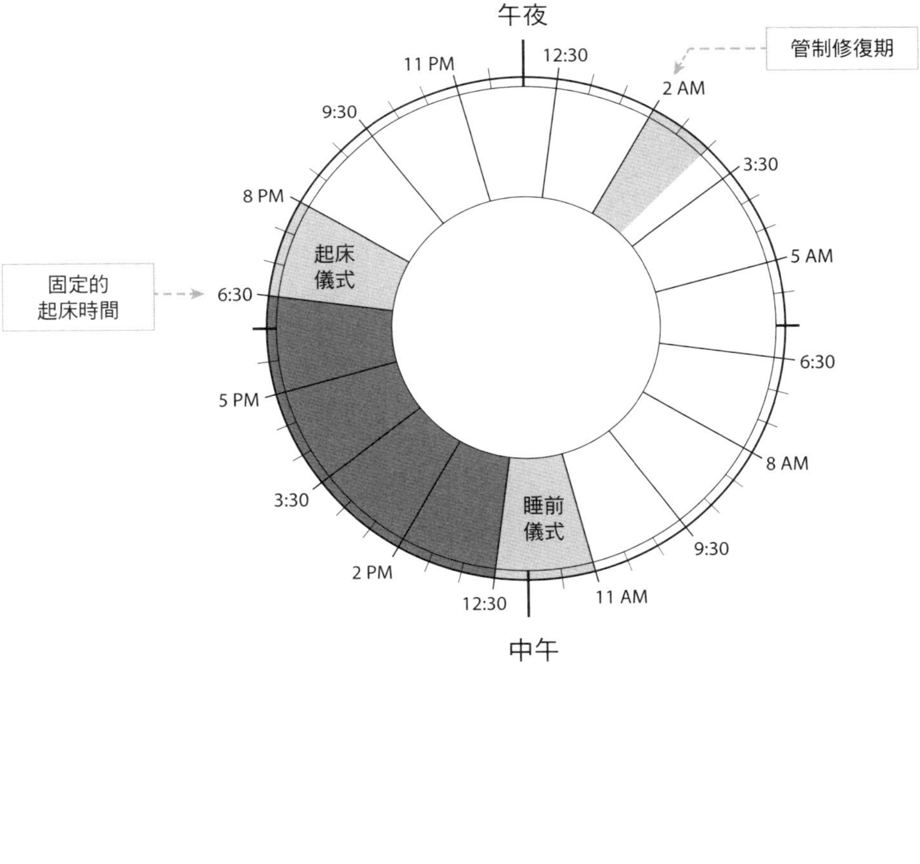

夜晚的起床時間也應該是固定的，比起白天上班的人，此時更要利用光線把自己喚醒。如果你的起床時間是下午六點半，這代表在冬天時天色已黑，所以你一定會需要那道光，買個晨光喚醒燈吧。夏天時，比較大的挑戰則是遮蔽光線。起床後，請立刻拉開遮光窗簾曬點陽光，接著展開你的起床作息：清空膀胱，吃早餐，補充水分，做一些簡單的運動。如果你有孩子或另一半，此時你就能陪陪他們。你並非完全脫離你的日常生活。

去上班後，光線至關重要。一般的人造光太過微弱，所以可能的話，你需要的是仿日光檯燈。此時使用藍光不算不恰當，因為藍光能幫助抑制褪黑激素的分泌。畢竟你希望這段時間保持清醒。

管制修復期的時機很明顯落在凌晨兩點到三點左右，這是白天上班的人睡得最沉的時候。善用這段時間來個三十分鐘或九十分鐘（假如工作允許的話）的管制修復期。咖啡因對夜班員工是很強大的表現增強劑，但記住每日四百毫克的攝取上限仍然適用，也別忘了咖啡因長達六小時的半衰期。輪班工作的人也更可能罹患肥胖症[10]，所以運動和飲食同樣很重要。

天天堅持這樣的作息，你等於騙過了自己的生理時鐘，彷彿把生理時鐘調整到新的日夜交替時間。不用一週，你可能就會習以為常，就像適應了新時區一樣。然而，對於輪班的人來說，這也是到了他們恢復日班，準備重新與親朋好友聯絡感情並接觸社交機會的時候。更糟的是，那些輪班模式經常改變的人，其實就像不斷切換到不同的時區，所以他們總是與周遭環境格格不入。

經常做這些調整會對健康造成不良的影響。在過去二十二年間針對超過七萬名值夜班的女性護理師的一項研究顯示，值夜班超過五年的護理師早逝的機率較大（尤其是死於心臟疾病的機率），而值夜班超過十五年的護理師有更高的機率死於肺癌[11]。

這樣持續不斷調整作息顯然對健康有害，雖然R90睡眠法至少能幫你解決輪班工作固有的困難，但長遠來看，你仍得做出決定：你願意這樣工作多久？五年？十年？你的整個職業生涯？許多人對於工作時間沒有太多選擇，但只要有其他選項，你遲早得問自己這樣的問題。

儘管與我合作的那位職業撲克牌選手享受在家工作的好處，他可以隨心所欲在夜裡實行管制修復期（只要牌局時間允許），而且不必出差，但到頭來，他仍得做出決定。因為與生理時鐘作對終將付出代價，從無例外。

冬天的戰爭

在本章的開頭，瑞貝卡把起床時間改到清晨五點。隨著春天的到來，英國也將在三月的最後一個星期天開始實施夏令時間，把時間調快，額外的陽光和多出來的光照時間能幫助瑞貝卡更輕鬆改變起床時間。但要是我們在冬季將至的十月提出要提早起床時間，她還會那麼樂於改變嗎？

每年十月的最後一個星期天，英國的時間將以格林威治標準時間往後調一個鐘頭（**春天往前調，秋天往後調**），夏季日光節約時間最早是在第一次世界大戰期間引進英國，後來很多人都支持整年保留日光節約時間的想法。皇家事故預防協會（The Royal Society for the Prevention of Accidents，簡稱RoSPA）估計天色較亮的傍晚「每年有效拯救大約八十條人命和兩百一十二次的重傷事故」。傍晚從事休閒活動的人數也有所提升，有助對抗肥胖症，尤其是年輕人。與中歐維持相同的時間對英國經濟有益，在環保方面也有好處。有人還說：「英國遭受季節性情緒失調和亞臨床憂鬱症的五十萬人口將可因為額外一小時的光照而減少。」

當精神狀況各方面良好的人，在每年固定的一段時間內（通常是冬天）重複出現憂鬱症的相關症狀時，即為季節性情緒失調。事實上，我們每個人幾乎都遭受過所謂的「冬季憂鬱」。冬天的情緒和活力容易低落，早上似乎更難起床，天氣昏暗且寒冷，飲食習慣也轉變成高澱粉含量的「療癒」食物，而不是夏天常吃的新鮮沙拉和輕食。看看動物世界，冬眠似乎是不錯的想法。確實，許多人在冬天會經歷一段屬於自己的冬眠形式：上班、回家，傍晚和週末待在家裡的機會增多，因為提不起勁導致運動量減少。收看電視的人口總在冬天達到高峰。

我在體育界的漫長職業生涯中，從未碰過可以不受季節變化影響的運動員。他們就像那些待在家裡看電視的人一樣變得不太想動，但足球和英式橄欖球等運動在冬天的賽程繁忙，這根本行不通。

除了氣候寒冷導致我們早上不願意通勤外，冬天所面臨的主要障礙是光照不足的問題。血清素的分泌可能受到干擾，反之，褪黑激素的分泌可能增加，導致依賴光線做調整的生理時鐘受到影響，進而使晝夜節律混亂失序。

黑夜顯然是很大的問題。足球員和英式橄欖球員習慣在戶外訓練（他們也花大量時間待在室內的健身房），所以能在白天獲得一些光照，但大多數的一般人在室內工作。夏天還好，因為我們在天色還亮著的時候回家，會在戶外度過傍晚。但到了冬天，我們整天埋頭在室內工作，等到回家時已經天黑了。

一年當中的這個時候，儘管外面再冷，趁早晨、休息時間和吃午餐的時間出去曬太陽有其必要。可以購買仿日光產品做為輔助，我在我合作的足球隊和英式橄欖球隊上引入仿日光檯燈，你也可以在家中和辦公室裡如法泡製。

在漆黑的傍晚下班回家時，你可能會覺得更疲倦，所以請好好利用傍晚的時段實施一次管制修復期。修復期間或修復過後可以在仿日光檯燈下待個十五分鐘提振精神，讓你接下來的夜晚更有效率。

如果你在冬天總是精神不濟，請纏著人資部門，要他們提供你一盞仿日光檯燈。你的同事不會發現的，當你在午後犯睏的時候打開那盞燈，他們八成覺得那只是一盞普通檯燈。善用中午的管制修復期。你的老闆會喜歡有生產力的快樂員工所帶來的好處。

在家中也添購這一類的產品，你便能享受高漲情緒和充滿動力的好處，你可能會發現，伸手拿電視遙控器不再是傍晚的第一個直覺反應，最後，說不定你會成功出門上健身房，或與朋友見面吃晚餐。

當心你的腦袋

好萊塢巨星威爾．史密斯（Will Smith）在電影《震盪效應》（*Concussion*）裡飾演的班奈特．奧瑪魯醫生（Bennet Omalu）穿著一身灰色西裝，操著奈及利亞口音，在辦公室另外兩位醫生面前，對著白板振筆疾書。他以專業醫師的客觀邏輯，而非身為球迷的角度，把某個打球姿勢的危險性搬上檯面。「這是一而再再而三具有腦震盪風險的重擊。他每場比賽和每次練習都把腦袋做為擊球工具，從小男孩時期一直持續到上大學，再加上十八年的職業生涯，然後劃上終點。根據我的估算，麥克・韋伯斯特（Mike Webster）的頭總共承受了超過七萬次的撞擊。」

他談到那重力等同於鐵鎚砸在頭上的力量，談到韋伯斯特的大腦像是被勒住了，讓他變得不像自己，連自己都認不出來。在最高潮、最戲劇性的那一幕，威爾・史密斯看向鏡頭，說出他的台詞：「我不懂美式足球，我也從來沒打過，但我告訴你，就是美式足球殺死了麥克・韋伯斯特。」

奧瑪魯醫生是一名奈及利亞裔美國病理學家。他發現了慢性創傷性腦病變（Chronic Traumatic Encephalopathy，簡稱ＣＴＥ），一種因頭部反覆受創而導致的腦部退化疾病[12]。前美式足球選手麥克・韋伯斯特在死前便是罹患這個腦疾病。儘管美國國家美式足球聯盟很慢才接受奧瑪魯醫生的研究結果（以此為主題的電影和書籍都詳述了他的辛苦奮鬥過程），但在二〇一六年三月，他們終於承認美式足球和慢性創傷性腦病變之間存有關聯。這不僅對退役和現役選手產生極大影響，也對體育界的未來帶來嚴重後果，做家長的已經很擔心他們的孩子——那些胸懷抱負的未來球星——有運動傷害的風險，現在又得謹慎思考腦部疾病的實質威脅。

美式足球不是唯一受到關注的運動。提到拳擊這項運動，反覆重擊腦部差不多就是整場比賽的重點。有個貼切的名稱叫「拳擊手失智症」（Dementia pugilistica），這是慢性創傷性腦病變的一種，早在奧瑪魯醫生發現CTE以前就已經廣為人知。在英式橄欖球（這是最接近美式足球的英國運動了）的比賽中，腦震盪和腦部傷害的問題一直是熱門話題。這也是我涉足英式橄欖球界的部分原因。

我與英國兩大類型的職業英式橄欖球運動——聯合式橄欖球（Rugby Union）和聯盟式橄欖球（Rugby League）——的球隊和球員福利組織皆有合作。與後者簽訂契約後，我負責在超級聯賽期間向所有球員提供指導。至於前者，我也同樣指導了好幾支球隊和橄欖球運動員協會（Rugby Players' Association），同時與英格蘭球隊合作，包括在二〇一六年的澳洲巡迴賽期間，提供他們修復策略的建議。他們在那裡締造了歷史，首次打贏一系列的賽事。

英式橄欖球賽不像美式足球那樣把頭部當作進攻武器，然而肢體碰撞與腦部受傷及腦震盪的風險仍是家常便飯。隨著體壇的發展日益精進，球員利用各種邊際收益訓練法變得更快、更強、更壯，碰撞也勢必更為激烈。

英式橄欖球員艾利克斯．科爾比謝（Alex Corbisiero）在本該是巔峰時期的二〇一六年停賽休息了一年。他告訴《衛報》（*Guardian*）：

「我打了整整十年的橄欖球，如今身心俱疲。比賽的壓力、我的身體狀況、大大小小的傷以及我給自己的壓力造成了不良的後果。我知道如果我還想繼續打下去，非得暫時休息一陣子不可。」

在現今的各大職業運動賽事，極度緊湊的比賽時程已經是司空見慣，許多人都覺得賽程安排過多，根本沒有休息的餘地。正如橄欖球運動員協會的主席克里斯蒂安．戴伊（Christian Day）所說：「遲早有人得跳出來說：『聽著，我們就快把這些球員操壞了。』他們到了三十歲就得退休，到四十五歲就不能走路了。我只希望上頭有人在想辦法。」

我無法改變運動的本質，決定權在體育比賽的管理階層手上。然而與美國國家美式足球聯盟的情況一樣，一旦牽扯到贊助資金和轉播合約，想改變並不容易。所以他們的賽程和訓練時間始終緊湊，肢體碰撞仍然如洪水猛獸持續發生，我能做的只有把R９０睡眠法分享給那些球員，教導他們如何管理自己的生活，更有效率地修復身心，防止問題惡化。儘管運動可能在生理和心理上造成長期的不良影響，球員能做的就是盡可能集結一切有效方法善待身心來自保，而不是步上科爾比謝的後塵，選擇休息一年。這對多數人來說不是一個選項——畢竟，運動員的職業生涯很短暫。

雖然腦部損傷不是多數人職場上的健康風險，心理層面的問題卻不容小覷。由於忙碌的生活步調，壓力、過勞、沮喪和焦慮是現今許多人面臨到的問題，八成也是許多人的共同經驗。要是我們不改變修復的方式，諸如阿茲海默症和失智症等疾病也可能在未來等著我們，就像慢性創傷性腦病變對美式足球選手的威脅一樣。

睡眠和腦部疾病有著密不可分的關聯。睡不好是導致憂鬱症和焦慮症（以及躁鬱症和思覺失調症等精神疾病）的原因之一。雖然職業運動員身邊往往有一流的醫護人員可供求助，並密切注意他們的狀況，從許多方面來說，這是相當幸運的，可惜的是，體壇乃至整個社會對於心理疾病仍然羞於啟齒。運動員就跟很多人每天工作時一樣，通常隱藏自己的問題，獨自掙扎，而不去尋求需要的幫助。

儘管我有能力幫助一個人解決他面臨壓力和焦慮那段期間睡不好的問題，但涉及憂鬱症和心理疾病的情況，還是需要正確的藥物治療。畢竟，醫療處置就是為了治療病患而存在的。

從各方面來看，現代人的工作習慣可以追溯到燈泡發明的那一刻，燈泡為我們開啟了夜晚，而現在，我們需要另一個靈光一閃的時刻，來重新定義我們對待工作和休息的態度。像谷歌這樣的公司在福利改革和彈性工時上引領先驅，但不是每個人都有幸能在這種組織裡工作，因此，如果你想從容面對今日世界日益繁雜的要求，妥善照顧自己，並對未來的挑戰躍躍欲試，那麼對自己負責並採用R90睡眠法非常重要。

10 家是一個團隊——性愛、另一半和現代家庭

我第一次前往兵工廠足球隊是為了替球隊宣導睡眠和修復的重要性。透過與這支英格蘭球隊合作，我認識了該球隊的物理治療師蓋瑞．李文，後來他把我引介給總教練阿爾塞納．溫格。

我和曼聯的合作契機算是自然而然發生，加上亞歷克斯．佛格森爵士對我的詢問信抱持開放的態度，讓我在一開始就得以協助加利．巴里斯達的背傷，進而漸漸與其他球員展開合作，但我其實沒有多想這一切往後會如何發展。然而，在我一次以官方身分出差前往倫敦的時候，才驚覺自己即將成為英國兩支最大型球隊及國家隊的睡眠教練。當時我在

體育界的職涯才正要開始，還有很多東西要學，所以儘管興奮，我也有點緊張，於是我帶了兒子詹姆士在身邊支持我。

在球隊位於倫敦科爾尼訓練場（赫特福德郡的聖奧爾本斯附近）的會議室裡，蓋瑞．李文當著整支先發球員的面，介紹我給他們認識。我開始上台報告，向球員解釋起與睡眠相關的各種技巧。儘管仍不夠成熟，但那就是R90睡眠法的起源。報告到一半左右，我開始示範一些商品，就在這時，兩名年輕球員問他們能不能挑一張床墊試躺看看。

「當然可以。」我說。

他們當時肯定在想，這下子好玩了。他們雙雙躺到床墊上……然後開始像小鬼頭似地胡鬧，會議室裡幾乎每個人都放聲大笑。我的報告即將陷入一片混亂，直到一名球員站起來說：「夠了！」

會議室所有人停下來看他。「我們是來這裡聽報告的。」他說：「大家都別吵了，安靜點。」謝謝你，蒂埃里．亨利（Thierry Henry）。

●重大比賽前的性愛

拳擊手、足球員及短跑選手可能經常被告誡要在比賽前一晚禁慾，但關於性愛是否會影響表現的研究，證據卻相當分歧。對某些運動員而言，性愛甚至有助於表現。你在重要日子的前一晚會禁慾嗎？

我的一位同事兼好友尼克・布羅德[1]一直對這個問題感興趣。他是切爾西足球隊裡專門負責運動科學的人，他相信，只要針對個人用對方法，球員可以有效利用性愛來增進比賽時的表現。

美好的性愛令人愉悅，且能有效降低壓力、焦慮和煩惱。性愛讓我們的心思專注在無意識的刺激行為，讓我們覺得被愛、被需要、充滿安全感。這也是一種自然的運動形式，越常做越好。性愛後能提供一種溫暖、放鬆的幸福感，而且似乎是讓某些人可以直接進入夢鄉的最佳途徑，尤其對男性而言。

這麼一說，性愛聽起來像是所有人都能認同的睡前儀式，但把它當作一種儀式，這種想法好像又太煞風景了。你的床是以睡覺優先，性愛其次，所以別把性生活侷限在床上。運用你的想像力，讓大腦對床鋪和睡眠產生最強烈的連結。你可以在任何地方做愛（只要你不會因此惹上麻煩）。

性愛也不總是美好。夫妻間的其中一人也許不是成天都「性」致勃勃，這可能引發排斥感或讓性愛變成一種壓力。甚至可能在性愛後，一人舒服進入夢鄉，另一人卻沒獲得滿足。兩人可能因為性愛而焦慮不滿，心力交瘁，對兩人的關係產生負面影響。

此外還有「性愛可能導致體力耗竭」的疑慮。不過，除非你大肆進行數小時的床上運動而干擾到目標睡眠量，否則對身體的影響應該不大才對。帶領奈及利亞足球隊取得多次勝利的荷蘭人克萊門斯・韋斯特霍夫（Clemens Westerhof）說過一句貼切的話：「導致年輕球員精疲力竭的不是性愛，整晚不睡尋求做愛機會才是原因。」

也許在重大日子的前一晚，我們最該問自己的問題是：性愛可能對我們產生什麼影響？如果是美好的性愛，具有消除壓力、改善情緒和放鬆身心的好處，那我們有可能藉此忘掉隔天引發的些許焦慮，幫助我們進入更優質的睡眠狀態，醒來時活力充沛。然而，如果是很差的那種，隨著焦慮感持續讓我們夜不成眠，那麼謹守「重大比賽前不做愛」的規則一定比較好。

或許這個話題的最後一句話，應該來自經驗超過許多臨床試驗樣本數的人——曼聯的傳奇球員喬治．貝斯特（George Best）。「我從不覺得性愛對我的表現有任何影響。」他曾說：「比賽的一個小時前最好避免一下，但如果是前一晚完全沒有問題。」

● 你常來這裡嗎？

運動員在重大日子前一晚做愛後，與我們一般人不同的地方在於，他們不會馬上翻身睡著，而是起身到別的房間，在專屬的單人睡眠用品上過夜。重要比賽前做愛沒什麼不好，但當晚睡在另一半旁邊？這對許多頂尖運動員來說是不值得考慮的選項，原因在於他們必須避免無法充分修復的風險。

經常和我們一起睡覺的伴侶對睡眠的影響甚鉅。提到睡眠修復的關鍵指標時，我們最初考慮的都是在只有自己的情況下該怎麼做。我與瑞貝卡（第九章開頭的主角）那樣的對象合作時，她的另一半在她努力重新奪回睡眠控制權的期間都睡在沙發上；但我知道，一旦她在只有自己一個人的床上養成穩定的作息後，我也得調查她另一半的睡眠概況，畢竟誰知道他會把什麼習慣帶回修復室，進而引發麻煩。

在英國，除了壓力和焦慮，另一半的干擾是導致睡不好最常見的原因[2]。打鼾、呼吸中止症（會發現此症狀的通常是另一半）、搶被子、半夜醒來和翻身，全是另一半可能帶到床上的干擾因子。但當中還有一些不易察覺的問題，我們以前可能想都沒想過，例如不同的就寢時間和起床時間。當另一半已經在床上熟睡時，你爬上床可能會吵到他，正如比較早起的人可能會打擾到企圖睡晚一點的另一半。

「你是左撇子還是右撇子？」這句搭訕台詞短期內大概不是「你常來這裡嗎？」的對手，但如果兩人感情有所進展的話，這句話肯定對你的睡眠有很大的影響。我們面對另一半或摟著對方睡著時，不管多恩愛，其中一人終究會率先動一下，然後翻身背對另一半，躲入自己的個人空間。我們甚至不會記得自己的這個行為，但由於吸進別人吐出的空氣會造成干擾，我們通常會下意識避開。

與他人同床共枕在睡眠前後有諸多好處，但在理想的世界裡，最好是睡前在一起，就寢時回到各自的房間，在那裡不受干擾地入睡；起床後，享受充分修復過後的早晨時光，愉快地與另一半相處，同時展開新的一天。分開睡覺對我們來說該是很自然的事——我們在成長的過程中向來如此。或許未來的臥室能添加這樣的功能。

我們的理想睡姿是胎兒睡姿，側躺在非慣用手的那一邊（右撇子往左側睡，左撇子往右睡），在心理上能確保你以強壯的那一側保護心臟、器官和生殖器。如果你是一個人睡，睡在床上的哪個位置並不重要，可是一旦牽扯到床伴，問題就複雜得多。每個人有明確適合的位置。你站在床尾看向床鋪時，床的右側屬於右撇子的首選位置，左側則是左撇子的。

這樣的位置安排，讓兩人都躺在適合身體入睡的那一側，背對另一半，面向開闊的空間，所以前方沒有障礙干擾他們。在這種情況下，如果你是左撇子，而另一半是右撇子，那麼你們可謂天生一對。

然而，如果床上兩人都是左撇子或右撇子，其中一人就必須睡在錯誤的那一側。睡在左側的右撇子或睡在右側的左撇子將面對床的**內側**，亦即另一半的背，等於讓自己置身在容易受干擾的風險中，但如果他面

天生一對：左撇子和右撇子
各自睡在床上適合的那一側。

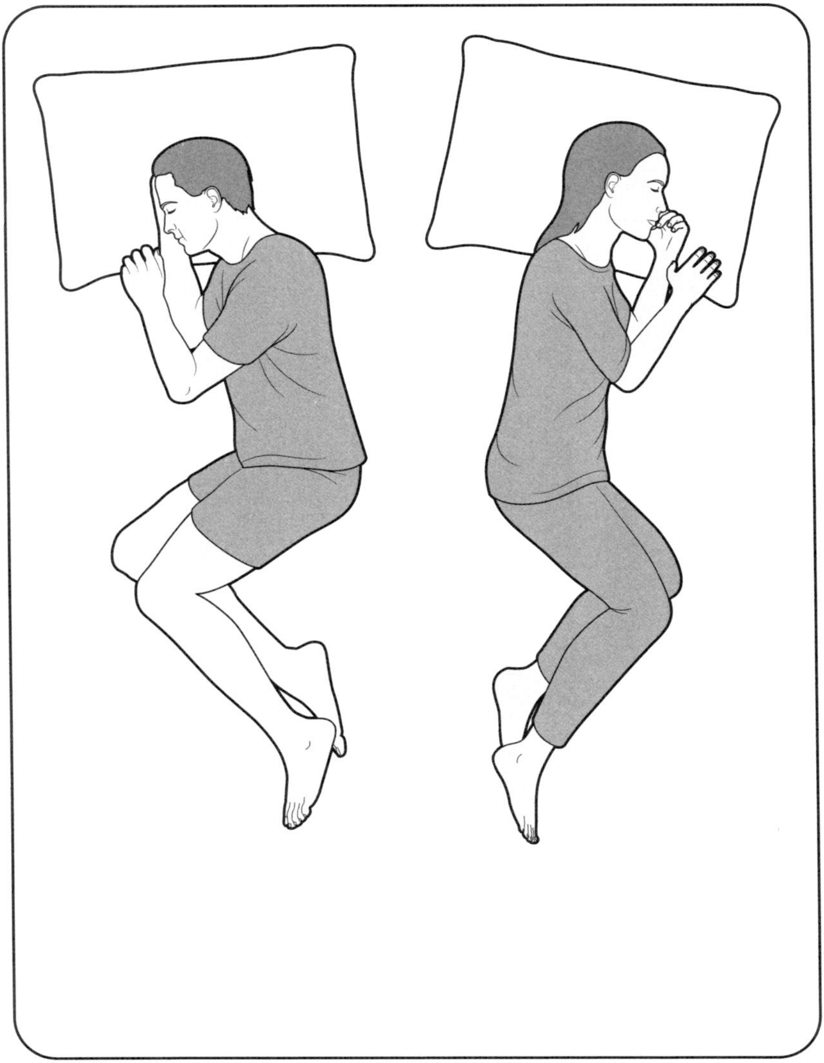

向床的外側睡，比方說，他在浪漫相擁入睡後率先動一下轉身，那麼他則等於是睡在慣用手的那一側。非慣用手那一側的身體沒那麼敏感，所以整晚維持相同的睡姿比較容易。

所以解決辦法是什麼呢？換一個更適合的伴侶嗎？俗話說的好，愛情是盲目的，愛情絕對不會注意我們的慣用手是哪一隻。你能夠做的是，留意你們之中睡在錯誤那一側的是誰，盡量讓那個人睡覺時輕鬆點。在這種狀況下，你的修復室可以容納哪一種尺寸的床至關重要（特大雙人床不過是適合兩個成年人的**最小尺寸**）。如果你輾轉難眠或在半夜醒來，當心你的另一半可能面向著你，而你很有可能干擾到對方。

了解我們對另一半的睡眠品質有如此大的影響，讓我們在面對買新房或租新屋這類的事情時，願意採納一些新觀念。我們會優先考慮主臥室的空間，確保那裡放得下特大雙人床。我曾在大大小小各形各色的廚房裡做菜，也曾在狹小浴室裡洗澡，但已婚的我所需要的臥室，必須大得足以容納一張特大雙人床，供兩個成年人共享。

一直勤於練習的馬拉松或鐵人三項運動、準備已久的工作專案，甚至是懷胎十月的寶寶即將誕生——像這樣的重大日子即將來臨之際，你也能效仿運動員，暫時把另一半擺到一邊。搬到客房，或在客廳放一張臨時備用床——充氣床墊、薄墊或沙發床。懷孕可能對女人的睡眠品質造成極大的干擾，尤其是在後期，因為她在夜裡難以讓自己舒服入睡，分開睡對準媽媽和另一半都有好處。儘管特大雙人床適合兩個人，但在這種時候三個人可能就有點擠了。

據媒體報導，羅傑・費德勒在打溫布頓網球公開賽時租了兩間相鄰的屋子：一間供妻小使用，另一間則供員工使用。他本人沒有睡在妻小住的那間家庭房。我在二〇一六年里約奧運前合作的運動員擁有他們自己的可攜式睡眠用品，所以他們也只有一個人睡這個睡眠選項。

從這個角度來看，床鋪算是一對伴侶放鬆一下、享受性愛的聖殿，但等到兩人各自轉身準備睡覺時，運動員則會起身回到自己的睡眠用品。這麼做能將潛在干擾降到最低，是你用來應付重要日子（和維持感情）的一種邊際收益手段。所以下次你得知一對明星情侶或你的朋友分床睡時，別太快下定論。他們可能只是正在享受一夜好眠，起床時神清氣爽，心情絕佳，兩人的感情比任何時候都穩固。

● 家有幼童

家中有人懷孕時，現代醫學科技可以告訴我們各式各樣的事情，諸如性別和潛在併發症、疾病或殘疾的風險，卻仍然無法預知寶寶到底會長成什麼模樣。我養育了兩個孩子，其中一個一天到晚都在睡，另一個則整整哭鬧三年（或者說是感覺哭了有三年之久）。

如果你在生活中持續實行R90睡眠法，在正確的修復室使用與體型相符的睡眠用品，擁有固定的起床時間，知道如何利用管制修復期，並與晝夜節律、睡眠時型和睡眠周期的步調一致，那你已經進行了大量準備工作來應付新生兒可能對生活造成的破壞。起碼理論上是這樣。

你的固定起床時間有二十四小時的計畫表做靠山，你應該盡其所能堅守這個起床時間。你在中午和傍晚有兩次機會實行管制修復期，晚上也有每九十分鐘為間隔的理想就寢時間。寶寶誕生後，母親將完全繞著寶寶的時間表行事，主要就是一再重複吃喝拉撒睡。另一半必須盡可能分擔這一切，否則可能對兩人的感情帶來額外的壓力，儘管從生物機制的角度來說，母親很容易被寶寶的哭聲吵醒。

好，假設你的固定起床時間是早上六點半，新生兒在半夜兩點醒來，你起床查看寶寶，哄他或她回去睡。現在你該謹慎看看自己有哪些就寢時間可選，而不是直接回房睡覺。如果你當過家長，八成體會過回到床上發現自己睡不著的感覺，甚至心情沮喪，因為你被育兒這整件事弄得疲倦不堪。別浪費寶貴時間胡思亂想了。如果現在是凌晨兩點半，你的目標是在凌晨三點半入睡，那麼你可以在這之前做些睡前儀式的活動——收拾環境、做點家事、冥想，甚至看看電視。夠幸運的話，你能一路睡到鬧鐘響起，在平常的起床時間醒來。

白天盡量別在管制修復期外的時間睡覺。如果寶寶在下午一點入睡，請跟著一起睡，睡個三十或九十分鐘的周期。但別因為寶寶睡了兩、三個周期，就跟著一路睡下去，別跟生理時鐘作對。你可以起床，做些有益的事讓自己清醒。家中有新生兒，就隨時有洗不完的待洗衣物，所以你可以洗洗衣服，稍作整理，趁寶寶再次醒來前為自己做點事。

幸運的話，寶寶最終會發展出一套規律的作息模式，你便可以開始按照這個模式安排你的R90睡眠法，把時間塞進寶寶的日常作息中。這段時期你能稍微掌控自己的修復，不像許多新手爸媽忙得不知所措，漫不經心地打盹，半夜躺在床上卻難以入睡，覺得一切都失去控制。坊間有很多書籍和論壇告訴你該如何照顧寶寶，卻很少告訴你該如何照顧自己。有了R90睡眠法，你就能奪回自主權。

萬一你沒那麼幸運呢？那也沒關係。我對兩種情況都有經驗。如果你在夜裡不斷醒來，睡眠遭到剝奪的程度幾近瘋狂，發現自己怒氣沖沖對另一半說一些以前想都沒想過的話（這種情況所有做父母的多少都經歷過）。請想像自己是環球世界的水手，靠著每十二小時睡三十分鐘的模式勉強度日。請想想那些採用超人睡眠法（Uberman sleep）的人，當中特別極端的多段式睡眠人士每四小時才睡二十分鐘，也就是每天只有兩小時的睡眠量。

我們是非常善於處理缺乏睡眠的生物，而且，養育小孩和我們今日做的各種剝奪自己睡眠的事情不同，我們在演化過程中早已為此做好準備。盡你所能與R90睡眠法維持相同步調，努力維持健康的飲食，妥善照顧自己，即使只是找到零散時間休息片刻也好。與另一半攜手合作，就算偶爾無法遵守R90睡眠法，或一晚只能勉強睡上幾個周期，也別對自己或另一半太過苛求。這種情況不是永遠的。隨著寶寶一天天長大，你也會越來越輕鬆。

●「懶惰的」青少年

孩子會長大。新生兒很快會發展出自己的晝夜節律，適應日夜交替（子宮裡只有黑夜）。美國國家睡眠基金會建議新生兒一天睡十四到十七個小時，等他們越長越大，睡眠量便開始減少。學齡後建議睡九到十一個小時，滿十四歲後則是八到十小時。

到頭來，是否要認真看待睡眠取決於你自己能否做出明智決定。你讀了這本書，根據書中學到的內容下定決心要盡量應用在日常生活當中。然而說到孩子，這事根本不必考慮：你**一定**得認真看待他們的睡眠。

睡眠對孩子的發展至關重要。他們的身體和大腦需要大量的睡眠才能穩健成長。要確保他們擁有充足的睡眠量**和**良好的睡眠品質，就必須引進至今我們討論過的一些方法——例如提供舒適的睡眠環境，讓他們對上床睡覺和展開新的一天產生連結的睡前儀式和起床儀式，確保他們沒有受到過度刺激（在這裡指的是糖類，而不是咖啡因），同時還有一些不適用於成年人的方法，例如固定的就寢時間。

R90睡眠法是確保你能把自己的睡眠時間和起床時間調整到適合孩子所需時間的好方法。萬一情況有所改變，R90睡眠法可以提供信心和彈性，幫助父母和孩子一起提高睡眠意識。趁早發現孩子的時型，等他們上學後，就能知道何時是最好的學習時間。知道自己擁有這樣的自主權能一路帶他們度過求學階段，然後進入職場。如果你的孩子長大成了運動迷，你甚至可以告訴他們，你是從運動睡眠教練那裡獲得了這些技巧，就是那名教練向他們視為英雄的運動員示範了如何實行R90睡眠法。

然而，R90睡眠法並不適用於孩子。別限制或約束他們的時間，只要把一切安排好，讓他們能獲得大量的優質睡眠就好，盡可能不去干擾，然後由他們自然發展。大多數的孩子都睡得很好，等他們再大一點，你可以教導他們你安排的這一切有什麼用意，藉此幫助他們。

一旦到了青春期，情況就變得比較複雜。青少年仍需要大量的睡眠，尤其是因為在睡眠期間，他們分泌了這段快速成長期所需要的荷爾蒙。不幸的是，充足睡眠的目標卻因為生理因素而變得複雜，而且日益受到社會和科技誘惑的影響。

無論過去是哪一種時型，等他們進入青春期，體內的生理改變將導致他們的晝夜節律發生變化。夜裡的褪黑激素開始延遲分泌，所以他們自然想晚點上床睡覺。由於他們比成年人需要更多睡眠，隔天早上他們也自然會想要賴床。該是時候放青少年一馬了，他們之所以愛睡懶覺，是因為身體希望他們這麼做。

但是，一早就得上學阻礙他們如願以償。學校的時間表和青少年的自然節律互有衝突。二〇〇八年一項研究比較了學生上學和放假時的睡眠習慣，結果顯示「受上課時間的影響，學生背負了沉重的睡眠債，得不到足夠的睡眠，導致情緒低落，白天精神不濟[3]」。於是，學生到了週末當然會賴床。

生理時鐘延遲的情況，又因為青少年的各種社交機會而雪上加霜。很多青少年希望晚上和朋友出門，不想關在家裡。任何撫養過青春期孩子的家長都對此很熟悉，但唯有現階段家中還有青少年的家長，才會對電子產品造成的更多問題感同身受。

即使青少年在正常時間回房間，各式各樣的電子產品唾手可得，所以他們可能玩電動或沉浸於手機裡的社群媒體直到深夜。我們已經討論過暴露在這種電子產品發出的藍光下所造成的影響，不僅可能抑制褪黑激素分泌，讓人難以入眠，還得擔心遊戲和社群媒體的成癮性。如果青少年因為晝夜節律改變而在夜晚不覺得睏，又因為玩遊戲導致精神亢奮和腎上腺素飆高讓他們更晚睡（畢竟在遊戲裡拯救世界、轟炸壞人是很刺激的娛樂），能確定的是，等隔天鬧鐘響起準備上學時（他們八成連電子產品都沒關就睡著了），他們不會是用最佳狀態面對早上的課。

這就是伊茲科夫斯基教授口中的「垃圾睡眠」，既沒有達到足夠的睡眠量，也沒有達到所需的睡眠品質。對青少年來說，可能嚴重阻礙了他們的教育和發展，影響他們的情緒和專注力，並對健康（身心皆然）和體重產生長期的影響。

二〇一六年，一份發表在《青少年健康雜誌》（*Journal of Adolescent Health*）上的澳洲研究結果提到：「電動遊戲和線上社群媒體是導致睡眠不足和睡眠品質低劣的危險因素，而與家人相處的時光則可以保護睡眠量[4]。」

如果解決的辦法是告訴青少年「關掉手機、多跟家人相處」那麼簡單就好了。儘管把所有青少年一視同仁並不公平，畢竟很多青少年可能會聽取建言，注意這件事對他們身心發展和學業的傷害，可是撫養過青少年的人或記得自己在青春期是什麼樣子的人都很清楚：任何出自家長的善意建言，下場大多是淪為耳邊風。然而身為家長，還是應該盡量找到方法來管理青少年在睡前使用電子產品的習慣，無論是達成協議在晚上某個時間過後不玩遊戲，或乾脆直接把電子產品移出房間——雖說要求青少年交出手機或許是更艱難的任務。祝你好運。

青少年就是無法在上課日的夜晚獲得足夠的睡眠，他們因荷爾蒙而改變的自然節律、社交機會、電子產品，再加上學校的上學時間都是罪魁禍首。所以，要是我們能讓青少年在上課日的早上多睡一會兒呢？

把上學時間延後到早上十點，讓這時間表更符合青少年需求，而非為了方便家長和老師。取消早上九點的課或考試，不在與生理時鐘相衝突的時間點指望他們有良好表現，同時也減少對他們的睡眠剝奪。

明日之星

我與很多體育界的青少年合作，主要是奧運的儲備選手和年輕隊伍，以及足球隊的年輕球員。我親眼目睹生理時鐘的變化和電子產品對他們的影響。大約也是在這個十幾歲的年紀，隨著訓練生活日益繁重，時間成為珍稀品後，他們便可以開始善用R90睡眠法。不過在睡眠時間的安排上，理想是睡六個周期而不是五個周期。

游泳界的明日之星就像其他青少年一樣必須在早上九點到校，卻還得擠出時間去泳池練習，無論是上學前或放學後。這對於每天促進發育和修復所需的大量睡眠會造成什麼樣的衝擊？把到校時間改成早上十點可以給他們多一點轉圜時間；英國全年實行夏令時間的話，冬天放學後他們就能擁有較為明亮的傍晚。受益的不會只有運動員，一般來說，年輕人在天色明亮時更有可能從事休閒活動。

我在各個大專院校的足球校隊裡，遇見來自不同社會階層的青少年。有些人的父母沒有灌輸他們睡眠和修復該有的紀律。他們整夜不睡，玩電動遊戲，和朋友混在一起，睡眠量絕對不到六個周期，不加以解決的話將產生嚴重的後果。有了R90睡眠法，他們可以重新定義當今世界對睡眠的態度，把電子產品當作一種正面的工具，找到靈活修復的方法，並全心全意投入。我的責任是讓他們真正明白這一點，並逐步建立起他們對R90睡眠法的信任，而遵守紀律則是他們的責任，因為歸根究柢，R90睡眠法的重點是發展出一套方式來管理自己的修復過程。

頂尖足球員往往被人指責住在象牙塔的泡影裡，但他們有何選擇呢？過去足球員度假或傍晚外出時，得時時注意狗仔隊的蹤影。現在，多虧了手機上的照相機，人人都有可能是狗仔。他們這樣神經兮兮、與世隔離，全是萬不得已，他們經不起在公眾場合犯錯。有的年輕球員因難以適應外界的過度關注而造成了傷害。有些球員就是無法應付這種壓力。喔！你可能會想，他們賺那麼多錢應該承受得起吧。但金錢不能保證你對憂鬱症和焦慮症免疫。

對一般青少年而言，電子產品同樣創造了一個泡影讓他們住在裡面，他們會在家中用手機完成大部分的社交互動。我認識很多青少年完全不曉得街上有哪些商店，因為根本沒必要知道，他們只要透過手機就能把一切所需送到面前，包括知識在內，他們之中的有些人一定在想，我們還需要學校和老師做什麼？

科技改變現代社會、帶來巨大的好處，但我們也必須謹慎，尤其是關係到年輕人的時候。微軟在加拿大做的一項消費者調查報告聲稱，一般人的注意力持續時間從二〇〇〇年的十二秒下降到二〇一三年的八秒。在他們詢問的十八到二十四歲加拿大人當中，有七十七％的人說他們沒事的時候習慣伸手拿手機，而有七十三％的人說，他們晚上睡覺前做的最後一件事就是滑手機。

長期使用這類電子產品會產生何種影響，目前還沒有臨床資料，因為我們擁有這類產品的時間不長。如今這些成長中的世代將是終身擁有電子產品的第一批人，而我們早已看見它對睡眠產生的衝擊。身為家長的我們一定要竭盡所能限制使用電子產品的頻率，而我們自己也應該在生活中以身作則。

現在，有許多大專院校與我聯絡，邀請我為學生演講，因為他們逐漸發現這是一個大問題。他們必須有所行動。

我曾經協助南安普敦足球隊實施一項全面性的計畫，上至教練和工作人員，下至年輕球員，全員參與。擔任過英力士自行車隊的球隊醫生史蒂夫・貝恩斯（Steve Baynes）是該計畫的發起人。即使教練代代交替，計畫卻一直持續至今。南安普敦球隊從青年隊培養出無數才華洋溢的球員，這是有目共睹的歷史事實。那些球員通常是國家隊的先發球員，有時也在世界數一數二的球隊裡繼續效力。皇家馬德里隊的威爾斯球星加雷斯・貝爾（Gareth Bale）就是南安普敦青年隊出身的。英格蘭國腳盧克・肖（Luke Shaw）、亞當・拉拉納（Adam Lallana）和亞歷克斯・奧克斯拉德・張伯倫（Alex Oxlade Chamberlain）又是其他幾個例子。

南安普敦球隊是非常重視年輕球員未來的球隊。如果我們想培養出工程師、運動員、科學家、作家等傑出的未來人才，就必須與之看齊，開始認真看待年輕人的修復和睡眠。

後記
做最好的自己

與我的兒子詹姆士以及其他家人一起站在里斯本埃斯塔迪奧・達盧斯（Astádioda Luz）的人群中，觀賞二〇〇四年歐洲冠軍杯足球賽上英格蘭與法國的比賽，對我來說是一個美好的時刻。英格蘭隊打得很好，以一比〇暫時領先。氣氛緊張刺激，家人就在身邊，我用自己的方式貢獻了這一切——我與球隊緊密合作，所有球員都使用我的睡眠用品。我每晚替這支三獅軍團④蓋被子，正如媒體說過的那樣。

聽過驕兵必敗嗎？比賽快結束前，法國隊的明星球員隊長席丹

④譯注：英格蘭足球隊的隊徽有三隻獅子。

（Zinedine Zidane）踢進兩球贏得比賽，毀了大家的興致。英格蘭隊還是老樣子，但有那麼一會兒——哇……

自從我第一次向亞歷克斯．佛格森爵士及整個體壇提出了那個問題後，不過短短幾年間，我發現自己來到一個從未想像過的位置。提出那個問題改變了我的職業生涯，無疑也改變了我的人生。我很榮幸能幫助別人改變生活。

二〇〇四年過後的幾年間，我持續發問，並與眾多運動界的傑出運動員合作，從英式橄欖球到自行車，以及運動界的明日之星等等。

至今我仍在問問題，仍在向多方學習，企圖找出答案。這就是為什麼那些企圖尋找終極合法表現增強劑的運動員和球隊與我聯繫的緣故，也是學校、大型企業和想改變生活的一般人打電話給我的緣故。這就是為什麼我會與《赫芬頓郵報》的創辦人雅莉安娜．赫芬頓（Arianna Huffington）這類人交流（她也領導了自己的睡眠革命），並受邀在紐約前市長麥克・彭博（Michael Bloomberg）針對大城市領導人所舉行的全球高峰會上發言的緣故。

因為如今他們都在問這個問題，你也應該問：**我們對睡眠做了什麼？**

我們對這段身心修復的過程做了什麼？我們該如何改變做法，解決一件再也經不起被我們視作理所當然的事？潛在後果不僅嚴重，甚至可能致命——癌症、肥胖症、糖尿病、心臟病，甚至以憂鬱症、躁鬱症、過勞和阿茲海默症的形式把你的人生蒙上一層陰影。憂鬱症要人命，尤其是年輕人，我在全國各地的學校裡都見過那樣的人。

情況不是沒有轉圜餘地。有了Ｒ９０睡眠法，你可以重新定義你對待睡眠的方法，就像與我合作過的那些贏得無數獎盃和金牌回國的球隊和運動員一樣。你會發現你的情緒、動力、創造力、記憶力、精神狀態以及警覺程度大幅提升。你的工作、人際關係和家庭生活會變得無比充實，因為你將一次又一次讓自己處於巔峰狀態。

一切的開始源自於你，但這是一場團體戰。接下來，你必須拿這個問題去問你的家人、孩子、同事和朋友。只要團結一致，我們可以對睡眠文化做出巨大的改變，並重新定義我們對睡眠的態度，讓修復的過程加入運動和飲食的行列，成為打敗不良生活三管齊下的辦法。

忘記過去你對睡眠的認知吧。修復的過程是二十四小時走動的時鐘，是所有人必須學習掌握的恆定節律。從今天開始的意思不是指從今晚上床睡覺開始，而是**現在**。

所以，你還在等什麼？

參考資料

前言　別浪費寶貴的時間睡覺

1. O. M. Buxton, S. W. Cain, S. P. O'Connor, J. H. Porter, J. F. Duffy, W. Wang, C. A. Czeisler, S. A. Shea, 'Adverse metabolic consequences in humans of prolonged sleep restriction combined with circadian disruption', *Science Translational Medicine*, 11 April 2012.
2. L. Xie, H. Kang, Q. Xu, M. J. Chen, Y. Liao, M. Thiyagarajan, J. O'Donnell, D. J. Christensen, C. Nicholson, J. J. Iliff, T. Takano, R. Deane, M. Nedergaard, 'Sleep drives metabolite clearance from the adult brain', *Science*, 18 October 2013.
3. UK Sleep Council statistics.

第一章　時間不等人：晝夜節律

1. *Sleep Council Great British Bedtime Report*, 2013.
2. *National Sleep Foundation International Bedroom Poll*, 2013.
3. S. A. Rahman, E. E. Flynn-Evans, D. Aeschbach, G. C. Brainard, C. A. Czeisler, S. W. Lockley, 'Diurnal spectral sensitivity of the acute alerting effects of light', *Sleep*, February 2014.

第二章　疾行或徐行：睡眠時型

1. https://www.bioinfo.mpg.de/mctq/core_work_life/core/introduction.jsp

2. Till Roenneberg, Tim Kuehnle, Peter P. Pramstaller, Jan Ricken, Miriam Havel, Angelika Guth, Martha Merrow, 'A marker for the end of adolescence', *Current Biology*, Volume 14, Issue 24, 29 December 2004.

3. D. H. Pesta, S. S. Angadi, M. Burtscher, C. K. Roberts, 'The effects of caffeine, nicotine, ethanol, and tetrahydrocannabinol on exercise performance', *Nutrition and Metabolism*, December 2013.

4. M. S. Ganio, J. F. Klau, D. J. Casa, L. E. Armstrong, C. M. Maresh, 'Effect of caffeine on sport-specific endurance performance: a systematic review', *Journal of Strength and Conditioning Research*, January 2009.

第三章　九十分鐘的賽事：重要的是睡眠周期，不是睡眠時數

1. M. P. Walker, T. Brakefield, A. Morgan, J. A. Hobson, R. Stickgold, 'Practice with sleep makes perfect: sleep-dependent motor skill learning', *Neuron*, 3 July 2002.

2. E. Van Cauter, L. Plat, 'Physiology of growth hormone secretion during sleep', *Journal of Pediatrics*, May 1996.

3. D. J. Cai, S. A. Mednick, E. M. Harrison, J. C. Kanady, S. C. Mednick, 'REM, not incubation, improves creativity by priming associative networks', *Proceedings of the National Academy of Sciences of the United States of America*, 23 June 2009.

4. T. Endo, C. Roth, H. P. Landolt, E. Werth, D. Aeschbach, P. Achermann, A. A. Borbély, 'Selective REM sleep deprivation in humans: effects on sleep and sleep EEG', *American Journal of Physiology*, 274 (1998).

第四章　熱身和冷卻：起床儀式及睡前儀式

1. *Great British Sleep Survey*, 2012.
2. Matthew P. Walker, 'Sleep-dependent memory processing', *Harvard Review of Psychology*, September–October 2008.
3. 'Characteristics of Home Workers', Office for National Statistics, 2014.

第五章　中場休息：重新定義午睡——活動和修復之間的和諧

1. Jeff Warren, 'How to sleep like a hunter-gatherer', *Discover*, December 2007.
2. O. Lahl, C. Wispel, B. Willigens, R. Pietrowsky, 'An ultra short episode of sleep is sufficient to promote declarative memory performance', *Journal of Sleep Research*, March 2008.
3. M. R. Rosekind, R. M. Smith, D. L. Miller, E. L. Co, K. B. Gregory, L. L. Webbon, P. H. Gander, J. V. Lebacqz, 'Alertness management: strategic naps in operational settings', *Journal of Sleep Research*, December 1995.
4. http://swampland.time.com/2011/04/26/memo-to-the-boss-naps-increase-performance/
5. A. Brooks, L. Lack, 'A brief afternoon nap following nocturnal sleep restriction: which nap duration is most recuperative?' *Sleep*, June 2006.
6. K. Anders Ericsson, Neil Charness, Paul J. Feltovich, Robert R. Hoffman, *The Cambridge Handbook of Expertise and Expert Performance*, Cambridge University Press, 2006.
7. 'Sleep-related Crashes on Sections of Different Road Types in the UK (1995–2001)', Department for Transport, 2004.
8. 'Advanced Driver Fatigue Research', Federal Motor Carrier Safety Administration (FMCSA) of the US Department of Transportation (USDOT), 2007.

9. Ericsson, et al., *Cambridge Handbook of Expertise and Expert Performance.*

第七章　修復室：睡眠環境

1. A. Thompson, H. Jones, W. Gregson, G. Atkinson, 'Effects of dawn simulation on markers of sleep inertia and post-waking performance in humans', *European Journal of Applied Physiology*, May 2014; V. Gabel, M. Maire, C. F. Reichert, S. L. Chellappa, C. Schmidt, V. Hommes, A. U. Viola, C. Cajochen, 'Effects of artificial dawn and morning blue light on daytime cognitive performance, well-being, cortisol and melatonin levels', *Chronobiology International*, October 2013.
2. Ofcom Communications Market Report, 2011.

第八章　贏在起跑點：善用你的 R90 睡眠修復法

1. R. H. Eckel, J. M. Jakicic, J. D. Ard, J. M. de Jesus, N. Houston Miller, V. S. Hubbard, I. M. Lee, A. H. Lichtenstein, C. M. Loria, B. E. Millen, C. A. Nonas, F. M. Sacks, S. C. Smith Jr, L. P. Svetkey, T. A. Wadden, S. Z. Yanovski, '2013 AHA/ACC guideline on lifestyle management to reduce cardiovascular risk: a report of the American College of Cardiology/American Heart Association Task Force on Practice Guidelines', *Journal of the American College of Cardiology*, 1 July 2014.
2. F. P. Cappuccio, D. Cooper, L. D'Elia, P. Strazzullo, M. A. Miller, 'Sleep duration predicts cardiovascular outcomes: a systematic review and meta-analysis of prospective studies', *European Heart Journal*, 7 February 2011.
3. G. Howatson, P. G Bell, J. Tallent, B. Middleton, M. P. McHugh, J. Ellis, 'Effect of tart cherry juice (Prunus cerasus) on melatonin levels and enhanced sleep quality', *European Journal of Nutrition*, December 2012.
4. P. D. Loprinzi, B. J. Cardinal, 'Association between objectively-measured physical activity and sleep', *Mental Health and Physical Activity*, December 2011.
5. Parks Associates figures.

第九章　與敵人共枕：睡眠的疑難雜症

1. Not her real name or identity: all my clients remain anonymous and their details confidential.
2. Chris Idzikowski, *Sound Asleep: The Expert Guide to Sleeping Well*, Watkins Publishing, 2013.
3. 'Global Market Study on Sleep Aids', Persistence Market Research, July 2015.
4. US National Center for Health Statistics.
5. N. Gunja, 'In the Zzz zone: the effects of Z-drugs on human performance and driving', *Journal of Medical Toxicology*, June 2013.
6. D. F. Kripke, R. D. Langer, L. E. Kline, 'Hypnotics' association with mortality or cancer: a matched cohort study', *British Medical Journal Open*, February 2012.
7. T. B. Huedo-Medina, I. Kirsch, J. Middlemass, M. Klonizakis, A. N. Siriwardena, 'Effectiveness of non-benzodiazepine hypnotics in treatment of adult insomnia: meta-analysis of data submitted to the Food and Drug Administration', *British Medical Journal*, December 2012.
8. Dawn Connelly, 'Sales of over-the-counter medicines in 2015 by clinical area and top 50 selling brands', *Pharmaceutical Journal*, 24 March 2016.
9. Andy was a Football Association sponsorship executive back in 1998 who called me to sort out some better bedding for the England squad at the 1998 World Cup in France. He still claims to this day that he started my career in sport.
10. A. W. McHill, E. L. Melanson, J. Higgins, E. Connick, T. M. Moehlman, E. R. Stothard, K. P. Wright Jr, 'Impact of circadian misalignment on energy metabolism during simulated nightshift work', *Proceedings of the National Academy of Sciences of the United States of America*, 2 December 2014.
11. F. Gu , J. Han, F. Laden, A. Pan, N. E. Caporaso, M. J. Stampfer,

I. Kawachi, K. M. Rexrode, W. C. Willett, S. E. Hankinson, F. E. Speizer, E. S. Schernhammer, 'Total and cause-specific mortality of US nurses working rotating night shifts', *American Journal of Preventative Medicine*, March 2015.
12. B. I. Omalu, S. T. DeKosky, R. L. Minster, M. I. Kamboh, R. L. Hamilton, C. H. Wecht, 'Chronic traumatic encephalopathy in a National Football League player', *Neurosurgery*, July 2005.

第十章　家是一個團隊：性愛、另一半和現代家庭

1. I first met Nick when he was working as a nutritionist at Blackburn Rovers FC with former Manchester United physiotherapist Dave Fevre. Nick then got me in to do some work with the squad when he was at Chelsea, and Carlo Ancelotti was the manager. Nick followed Carlo, who regarded him very highly, when he moved to Paris Saint-Germain. Sadly, Nick lost his life in tragic circumstances in France.
2. *Sleep Council Great British Bedtime Report*, 2013.
3. S. Warner, G. Murray, D. Meyer, 'Holiday and school-term sleep patterns of Australian adolescents', *Journal of Adolescence*, October 2008; 31, 5.
4. E. Harbard, N. B. Allen, J. Trinder, B. Bei, 'What's Keeping Teenagers Up? Prebedtime Behaviors and Actigraphy-Assessed Sleep Over School and Vacation', *Journal of Adolescent Health*, April 2016; 58, 4.

謝辭

當初我決定成家時，想過現在是放棄成為職業高爾夫球選手的好時機，於是投身了家具產業。那時候我從未想過將來有一天，一家世界傑出的國際出版商會邀請我寫一本以睡眠為主題的書。

因此，我要感謝企鵝出版集團參與本書的每一個人，特別感謝喬爾．里凱特（Joel Rickett）支持我的作法，以及我們必須改變看待睡眠方式的堅持。謝謝茱莉亞．穆戴（Julia Murday）對本書及其內容的極大熱忱，謝謝妳為睡眠這個領域籌備了一場比預期更有趣的新書發表會。

我也要特別感謝我的捉刀人史蒂夫．博德特（Steve Burdett）。他汲取了我的所有經驗，凝聚了我的熱情，創造出以睡眠為主題的獨特故事。我希望這本書能引發討論，最重要的是，重新定義讀者看待睡眠的態度。

同時我要感謝派屈克・麥基翁抽空與我討論呼吸的問題，也謝謝SleepQ+的發明人勞勃・戴維斯。

我要提及一些我在寢具業工作時的夥伴：彼得・柏克利（Peter Buckley）、梅根・麥卡錫（Morgan McCarthy）、派屈克・紐斯德（Patrick Newstead）、已故的羅傑・海德（Roger Head）、帕姆・強森（Pam Johnson）、馬克・貝德福德（Mark Bedford）、傑夫・埃迪斯（Jeff Edis）和艾倫・漢考克（Alan Hancock）。約翰・漢考克（John Hancock）和潔西卡・亞歷山大（Jessica Alexander）在創立史無前例的英國睡眠協會時功不可沒，我就是在那裡遇到了我的睡眠導師，克里斯・伊茲科夫斯基。

亞歷克斯・佛格森爵士，感謝他在九〇年代晚期的遠見。感謝大衛・費爾夫、林恩・拉芬（Lyn Laffin），英國足球協會的安迪・歐德農、蓋瑞・李文、羅伯・斯懷爾和我已故的摯友尼克・布羅德。你們所有人的貢獻都是成就我新職涯的動力。

我在曼徹斯特重劃區的市中心發展寢具零售業的時候度過許多人生中最美好的時光，當時住在城市所面臨的諸多挑戰，很大部分形塑了R90睡眠法。因此，我要感謝克里斯・勞埃德（Chris Lloyd）、霍華德和朱迪思・沙洛克（Howard and Judith Sharrock）、戴夫・辛普森（Dave Simpson）、安娜・里瑟蘭（Anna Litherland）、史蒂夫・西佛斯通（Steve Silverstone）、布萊恩・麥考爾（Brian McCall）、理查德・洛克（Richard Locket）、已故的約翰・斯潘塞（John Spencer）、弗利克・埃弗里特（Flik Everett）、安迪・尼科爾（Andy Nichol）、西蒙・巴克利（Simon Buckley）、克萊兒・特納（Claire Turner）、凱特・德魯特（Kate Drewett）、羅伯特・西米（Robert Simi）、沃恩・戴維斯

（Vaughan Davies）、科比・蘭福德（Coby Langford）、達里・弗里曼（Darryl Freedman）、傑森・奈特（Jason Knight）和約翰・奎爾特（John Quilter）以及更多更多的人。

正是在這段時間，新任的通訊聯絡主任加入了曼聯，並選擇搬到與我第一家商店相同的北區街上。我們至今仍是摯友。感謝你們所有的支持：菲爾・湯森（Phil Townsend）和弟弟約翰。

待在曼徹斯特的幾次關鍵時刻真的幫助定義了我今天所做的工作。第一次是在二〇〇九年到二〇一〇年間，當時我參與了英國自行車運動和英力士車隊的誕生，其成功故事所有人都看得很清楚，以及二〇一六年夏季的里約奧運期間。所以我要謝謝戴夫・貝爾斯福德爵士、麥特・帕克、菲爾・伯特（Phil Burt）和史蒂夫・貝恩斯博士。第二次的關鍵時刻是諮詢曼徹斯特城隊最新的訓練中心，大力感謝山姆・艾里斯的支持。

少了幕後支持我R90睡眠產品的供應商，許多專案計畫不可能完成。所以我要感謝Icon Designs、Trendsetter、Acton & Acton和Breasley。

謝謝我在美國的R90睡眠法合作夥伴，Shift Global Performance的麥可・托雷斯，感謝他和其團隊今後的支持。

當然，我要大力感謝不得不無止盡聽我談論睡眠的家人。或許考慮到家父發明了燃料噴射裝置，投身國際賽車的工作而周遊世界的關係，我應該成為一名賽車手才對，這對他們可能是更有意思的話題。但隨著兒孫誕生，家族成員越來越多，我只希望他們起碼有聽進去我一直以來孜孜不倦的部分教誨。

國家圖書館出版品預行編目 (CIP) 資料

世界第一的 R90 高效睡眠法 : C 羅、貝克漢的睡眠教練教你如何睡得少 , 也能表現得好 / 尼克 . 力特赫斯 (Nick Littlehales) 作 ; 周倩如譯 . -- 二版 . -- 臺北市 : 如果出版 : 大雁出版基地發行 , 2023.10
面 ; 公分
譯自 : Sleep : the myth of 8 hours, the power of naps and the new plan to recharge your body and mind

ISBN 978-626-7334-34-8(平裝)

1.CST: 睡眠 2.CST: 健康法

411.77 112013179

世界第一的 R90 高效睡眠法：

C 羅、貝克漢的睡眠教練教你如何睡得少，也能表現得好

Sleep: The Myth of 8 Hours, the Power of Naps... and the New Plan to Recharge Your Body and Mind

作　　者——尼克・力特赫斯（Nick Littlehales）
譯　　者——周倩如
封面設計——萬勝安
責任編輯——鄭襄憶、朱彥蓉
行銷業務——王綬晨、邱紹溢
行銷企劃——曾志傑、劉文雅
副總編輯——張海靜
總 編 輯——王思迅
發 行 人——蘇拾平
出　　版——如果出版
發　　行——大雁出版基地
地　　址——台北市松山區復興北路 333 號 11 樓之 4
電　　話——02-2718-2001
傳　　真——02-2718-1258
讀者傳真服務——02-2718-1258
讀者服務信箱 E-mail——andbooks@andbooks.com.tw
劃撥帳號——19983379
戶　　名——大雁文化事業股份有限公司
出版日期——2023 年 10 月 二版
定　　價——400 元
I S B N——978-626-7334-34-8

Original English language edition first published by Penguin books Ltd, London

歡迎光臨大雁出版基地官網
www.andbooks.com.tw
訂閱電子報並填寫回函卡

如果